AF883366

Les dentistes américains dans la guerre de Sécession (1861-1865)

Médecine à travers les siècles

Collection dirigée par le Docteur Xavier Riaud

L'objectif de cette collection est de constituer « une histoire grand public » de la médecine ainsi que de ses acteurs plus ou moins connus, de l'Antiquité à nos jours.
Si elle se veut un hommage à ceux qui ont contribué au progrès de l'humanité, elle ne néglige pas pour autant les zones d'ombre ou les dérives de la science médicale.
C'est en ce sens que – conformément à ce que devrait être l'enseignement de l'histoire –, elle ambitionne une « vision globale » et non partielle ou partiale comme cela est trop souvent le cas.

Dernières parutions

André FABRE, *Axel Munthe, médecin vagabond de l'Europe*, 2012.
Michel A. GERMAIN, *L'épopée des gants chirurgicaux*, 2012.
Henri LAMENDIN, *Carl von Linné, médecin précurseur de la pharmacie moderne (1707-1778)*, 2012.
Xavier RIAUD, *Chroniques odontologiques des rois de France et de la dynastie napoléonienne*, 2011.
Frédéric DUBRANA, *Les boiteux. Mythes, génétique et chirurgie*, 2011.
Florie DURANTEAU, *Les dents de l'Homme. De la préhistoire à l'ère moderne*, 2011.
Patrick POGNANT, *La répression sexuelle par les psychiatres. 1850-1930. Corps coupables*, 2011.
Patrick POGNANT, Psychopathia sexualis *de Krafft-Ebing. 1886-1924. Une œuvre majeure dans l'histoire de la sexualité*, 2011.
André FABRE, *Haschisch, chanvre et cannabis : l'éternel retour*, 2011.
Xavier RIAUD, *Dentistes héroïques de la Seconde Guerre mondiale*, 2011.
Marie FRANCHISET, *Le chirurgien-dentiste dans le cinéma et la littérature du XXe siècle*, 2011.

Les dentistes américains dans la guerre de Sécession (1861-1865)

Médecine à travers les siècles

Collection dirigée par le Docteur Xavier Riaud

L'objectif de cette collection est de constituer « une histoire grand public » de la médecine ainsi que de ses acteurs plus ou moins connus, de l'Antiquité à nos jours.
Si elle se veut un hommage à ceux qui ont contribué au progrès de l'humanité, elle ne néglige pas pour autant les zones d'ombre ou les dérives de la science médicale.
C'est en ce sens que – conformément à ce que devrait être l'enseignement de l'histoire –, elle ambitionne une « vision globale » et non partielle ou partiale comme cela est trop souvent le cas.

Dernières parutions

André FABRE, *Axel Munthe, médecin vagabond de l'Europe*, 2012.
Michel A. GERMAIN, *L'épopée des gants chirurgicaux*, 2012.
Henri LAMENDIN, *Carl von Linné, médecin précurseur de la pharmacie moderne (1707-1778)*, 2012.
Xavier RIAUD, *Chroniques odontologiques des rois de France et de la dynastie napoléonienne*, 2011.
Frédéric DUBRANA, *Les boiteux. Mythes, génétique et chirurgie*, 2011.
Florie DURANTEAU, *Les dents de l'Homme. De la préhistoire à l'ère moderne*, 2011.
Patrick POGNANT, *La répression sexuelle par les psychiatres. 1850-1930. Corps coupables*, 2011.
Patrick POGNANT, Psychopathia sexualis *de Krafft-Ebing. 1886-1924. Une œuvre majeure dans l'histoire de la sexualité*, 2011.
André FABRE, *Haschisch, chanvre et cannabis : l'éternel retour*, 2011.
Xavier RIAUD, *Dentistes héroïques de la Seconde Guerre mondiale*, 2011.
Marie FRANCHISET, *Le chirurgien-dentiste dans le cinéma et la littérature du XXe siècle*, 2011.

Xavier Riaud

Les dentistes américains dans la guerre de Sécession (1861-1865)

Préambule du Docteur Françoise Tilotta
Préface du Docteur Hubert Ouvrard
Postface du Docteur Gordon Dammann

2e édition

L'Harmattan

DU MÊME AUTEUR

- *La pratique dentaire dans les camps du IIIème Reich*, Collection Allemagne d'hier et d'aujourd'hui, L'Harmattan (éd.), Paris, 2002.
- *Les dentistes allemands sous le IIIème Reich*, Collection Allemagne d'hier et d'aujourd'hui, L'Harmattan (éd.), Paris, 2005.
- *L'influence des dentistes américains pendant la Guerre de Sécession (1861-1865)*, Collection Médecine à travers les siècles, L'Harmattan (éd.), Paris, 2006.
- *Les dentistes, détectives de l'Histoire*, Collection Médecine à travers les siècles, L'Harmattan (éd.), Paris, 2007.
- *Première Guerre mondiale et stomatologie : des praticiens d'exception...*, Collection Médecine à travers les siècles, L'Harmattan (éd.), Paris, 2008.
- *Plaidoyer pour un enseignement historique de l'Art dentaire*, Collection Ethique & Pratique médicale, L'Harmattan (éd.), Paris, 2008.
- *Etude de la pratique odontologique et de ses déviances dans les camps de l'Allemagne nazie*, A.N.R.T. (éd.), Lille, 2008.
- *Quand la dent mène l'enquête...*, Collection Médecine à travers les siècles, L'Harmattan (éd.), Paris, 2008.
- *Pionniers de la chirurgie maxillo-faciale*, Collection Médecine à travers les siècles, L'Harmattan (éd.), Paris, 2010.
- *Histoires de la médecine bucco-dentaire*, Collection Médecine à travers les siècles, L'Harmattan (éd.), Paris, 2010.
- *Etude de la pratique dentaire dans les camps de l'Allemagne nazie, entre dérives et thérapeutiques médicales*, Les Editions Universitaires Européennes, Sarrebruck, 2010.
- *Dentistes héroïques de la Seconde Guerre mondiale*, Collection Médecine à travers les siècles, L'Harmattan (éd.), Paris, 2011.
- *Chroniques odontologiques des rois de France et de la dynastie napoléonienne*, Collection Médecine à travers les siècles, L'Harmattan (éd.), Paris, 2011.

CONTRIBUTION À UNE ŒUVRE COLLECTIVE

- *Le conflit*, sous la direction d'Olivier Ménard, Journée de la Maison des sciences de l'homme Ange-Guépin, Collection Logiques sociales, L'Harmattan (éd.), Paris, 2006.
- *Actes du 2ème Congrès International de Pathographie*, sous la direction de Philippe Charlier, De Boccard (éd.), Collection Pathographie, Paris, 2009.
- *Odontologie médico-légale : entre histoire et archéologie*, co-écrit avec le Dr Francis Janot, L'Harmattan (éd.), Collection Médecine à travers les siècles, Paris, 2010.
- « Etyka Medyczna w Nazistowskim Systemie Totalitarnym. Niemieccy Dentyści i Trzecia Rzesza », in *Medycyna na Usługach Systemu Eksterminacji Ludności w Trzeciej Rzeszy i na Terenach Okupowanej Polski* sous la direction de Leszek Mrozewicz, Gnieźnieńskie Studia Europejskie, Wydawnictwo Poznańskiego Towarzystwa Przyjaciół Nauk, Seria Monografie, Tom V, Poznan-Gniezno, 2011.

© L'Harmattan, 2012
5-7, rue de l'Ecole-Polytechnique, 75005 Paris
http://www.librairieharmattan.com
diffusion.harmattan@wanadoo.fr
harmattan1@wanadoo.fr

ISBN : 978-2-296-99630-4
EAN: 9782296996304

« Une maison divisée ne peut rester debout. Je crois que ce régime partagé entre esclavage et liberté ne peut demeurer de façon permanente. Je ne pense pas que l'Union sera dissoute, je ne pense pas que la maison s'écroulera, mais j'espère qu'elle cessera d'être divisée. Elle basculera totalement soit d'un côté, soit de l'autre. »

Extrait du discours pour l'investiture républicaine d'Abraham Lincoln aux élections sénatoriales (16 juin 1858).

« Je sais toute la faiblesse et l'insignifiance de mes mots pour vous détourner de la perte incommensurable que vous venez de subir... Je prie pour que le Seigneur apaise votre douleur. Puissent seuls les précieux souvenir des êtres chers et perdus demeurer. »

Extrait d'une lettre de condoléances écrite par Abraham Lincoln à Mme Lydia Bixby, ses deux fils ayant été tués pendant la guerre de Sécession (21 novembre 1864).

Préambule

L'ouvrage que nous offre le Docteur Xavier Riaud est le premier livre au monde qui traite de la participation des chirurgiens-dentistes à la guerre de Sécession.

Dans cette seconde édition de son manuscrit intitulé *L'influence des dentistes américains pendant la guerre de Sécession* paru en 2006, l'auteur nous montre le quotidien des dentistes au cours de ce conflit à travers des personnages, des courriers et des anecdotes d'une extraordinaire précision. Ses propos sont, de plus, illustrés par une iconographie riche et variée. Notre homme aborde aussi bien la dentisterie civile que militaire et nous présente de nombreux praticiens qui ont apporté une contribution à cette guerre, soit par leur savoir-faire professionnel et leur envie de faire progresser l'odontologie, malgré les circonstances, soit par leur intervention diplomatique ou leur présence active au sein des combats.

La richesse des descriptions reflète la rigueur des recherches et l'ampleur du travail effectué par le Docteur Xavier Riaud. Ce livre s'adresse à tous les passionnés d'histoire, plus particulièrement ceux directement interpellés par l'histoire de l'art dentaire, mais il saura également captiver tous ceux qui aiment leur profession de chirurgien-dentiste. Confronté à l'explosion des technologies nouvelles, cet opus dévoile une nouvelle facette de notre profession et réussit le pari de nous faire voyager dans le monde passionnant de nos prédécesseurs.

Une fois de plus, le Docteur Riaud nous livre le fruit de ses recherches dans un récit historique poignant qui nous communique et nous rend sa passion intacte.
Qu'il en soit vivement remercié !

Docteur Françoise Tilotta
Maître de Conférences, Université Paris Descartes.

Préface

De tous temps, les guerres ont été révélatrices de personnalités humaines et de talents exceptionnels. La guerre de Sécession aux Etats-Unis n'y fait pas exception et mon confrère, le Docteur Xavier Riaud, s'est attaché à les mettre en exergue chez les dentistes américains pendant cette période.

C'est ainsi qu'il a étudié l'exercice professionnel, à la fois civil et militaire tout au long des quatre années que dura cette terrible guerre civile qui fit un nombre impressionnant de victimes. Des morts, bien entendu, mais aussi des blessés en très grand nombre, en particulier des traumatismes balistiques de la face qui ont été, par conséquent, source de très nombreux progrès en chirurgie maxillo-faciale et en prothèse, anticipant 35 ans plus tard la Première Guerre mondiale en Europe.

Les difficultés d'approvisionnement, la pénurie de matériel et de matières premières ont rendu les conditions de travail dans les cabinets dentaires extrêmement difficiles. La conscription et les tentatives pour instaurer un corps de dentistes militaires ont été source de problèmes et de tractations nombreuses toutes vouées malheureusement à l'échec.

Pendant cette période agitée, mais fertile, on a vu naître et se développer les découvertes de Morton concernant l'anesthésie à l'éther, la mise au point d'attelles pour le traitement des fractures des maxillaires par Bean et les techniques de chirurgie réparatrices par Gurdon Buck, un des pères de la chirurgie esthétique moderne.

Mais, les dentistes ne se sont pas contentés du cadre de leur profession pour faire étalage de leur esprit créatif ou d'initiative. Certains furent des inventeurs, tel Edward Maynard dans le domaine de l'armement, ou ont eu un rôle diplomatique important à l'image de Thomas Evans, celui-là même qui sauvera l'impératrice Eugénie en facilitant sa fuite dans des conditions rocambolesques, hors de Paris, après la catastrophe de 1870.

Cette refonte d'un premier ouvrage du Docteur Riaud intitulé *L'influence des dentistes américains pendant la guerre de Sécession* paru en 2006 représente la seule étude sérieuse sur la question publiée dans le monde et constitue un apport considérable pour l'histoire de la profession dentaire. Cette deuxième édition présente notamment une étude approfondie des thèmes développés dans la première version, mais elle aborde aussi d'autres aspects de ce conflit, comme le scorbut au sein des deux armées antagonistes, un hommage aux premiers dentistes noirs américains, la vérité sur l'identification médico-légale de John Wilkes Booth, le meurtrier d'Abraham Lincoln dont les problèmes bucco-dentaires ne sont pas oubliés, ou encore le cancer oro-facial d'Ulysses S. Grant, le général vainqueur de cette triste guerre.

C'est d'ailleurs là la vocation du Docteur Xavier Riaud, docteur en chirurgie dentaire, lauréat et membre associé national de l'Académie nationale de chirurgie dentaire, Fellow de la Pierre Fauchard Academy, mais aussi docteur en épistémologie, histoire des sciences et des techniques, membre de nombreuses sociétés d'histoire, médicales ou non, tant en France qu'à l'étranger. Auteur de nombreux livres, il a écrit aussi sur la médecine bucco-dentaire chez les rois de France et la dynastie napoléonienne, sur la Première Guerre mondiale et sur la Seconde Guerre mondiale, sans oublier ses ouvrages consacrés à l'histoire de l'odontologie médico-légale.

Il est à souhaiter que cette passion pour l'histoire et celle pour la dentisterie qui animent le Docteur Xavier Riaud continuent toutes deux à coexister pour le plus grand bénéfice de ses contemporains.

Docteur Hubert Ouvrard
Ancien président de l'Académie nationale de chirurgie dentaire
Immediate Past-President of the Pierre Fauchard Academy

Avant-propos

12 avril 1861. Une date clé dans l'histoire américaine. Depuis Noël 1860, les 68 hommes du major Anderson sont assiégés dans Fort Sumter en Caroline du Sud, par 6 000 miliciens de l'Etat sécessionniste[1]. Les renforts n'arrivent pas. Le 12 avril 1861, le général Beauregard déclenche des tirs d'artillerie. Anderson refuse d'abord de se rendre, puis, le lendemain, renonce à résister[2].

La guerre civile américaine vient de commencer. Elle dure quatre ans et se termine avec la reddition du général Lee à Appomatox, le dimanche 9 avril 1865. Ce conflit fratricide est le plus meurtrier de l'histoire américaine. Il coûte la vie à près de 258 000 hommes pour le Sud qui dispose d'une population de 9 000 000 de personnes et à près de 360 000 soldats pour le Nord qui a une population de 23 000 000 d'individus.

Pourquoi un tel préambule qui pourrait servir de conclusion ? Tout simplement pour situer le contexte d'un affrontement militaire dont l'histoire me passionne depuis l'enfance.

Après avoir étudié la Seconde Guerre mondiale pendant quinze années, et bien d'autres sujets, j'ai souhaité diversifier mes recherches en portant un intérêt tout particulier sur la guerre de Sécession. J'ai ainsi publié en 2006, un premier livre sur ce dernier thème[3], livre unique au monde s'il en est, puisque, si de nombreux articles ont été écrits sur la question aux Etats-Unis, aucun livre jusqu'alors n'était paru.

---

[1] Cf. Kaspi André, *La guerre de Sécession, Les Etats désunis*, Découvertes Gallimard (éd.), Paris, 1992, pp. 55, 102 et 116.

[2] Cf. Catton Bruce, *La guerre de Sécession*, Payot (éd.), Paris, 2002, pp. 71-95.

[3] Cf. Riaud Xavier, *L'influence des dentistes américains pendant la guerre de Sécession (1861-1865)*, L'Harmattan (éd.), Collection Médecine à travers les siècles, Paris, 2006, 150 p.

Au cours de ce conflit, la chirurgie militaire est omniprésente et y connaît un véritable essor. Il en va de même pour le journalisme militaire et la photographie. Ces moyens médiatiques retranscrivent l'épopée des plus grands chirurgiens et des hôpitaux totalement consacrés aux soins des blessés.

Je me suis interrogé sur l'existence d'une chirurgie dentaire ou d'une chirurgie maxillo-faciale sur le front. La chirurgie dentaire connaît en effet tout au long du XIXème siècle des bouleversements considérables dont une grande partie se déroule aux Etats-Unis.

Après avoir étudié de nombreux aspects de la dentisterie militaire, comme je l'ai souligné précédemment, j'ai souhaité revenir sur la guerre de Sécession pour développer, améliorer et approfondir mon premier travail (2006), estimant que je n'avais peut-être pas été au bout de mes investigations précédentes. Je me suis donc préoccupé à nouveau de savoir quelle avait été l'influence des dentistes sur la guerre civile américaine. Au cours de mes recherches, un constat s'est très vite imposé à moi et il s'est confirmé par la suite. Cet affrontement est le dernier où un homme, quelque soit sa condition sociale, a pu influer sur le déroulement des combats. Après celui-ci, chaque soldat a été confiné dans son secteur de compétence. Un dentiste ou un médecin exercent dans le service de santé du corps d'armée dont ils dépendent et ils ne le quittent pas. Leur rôle est dès lors exclusivement et principalement médical, bien qu'ils puissent être malgré tout sollicités pour d'autres missions.

Pendant la guerre de Sécession, la dentisterie est très vivace[4]. Ainsi, les soldats qui présentent moins de six couples dentaires antérieurs sont automatiquement exemptés et renvoyés chez

---

[4] Cf. King John E., *Highlights in the History of the U.S. Army Dentistry*, Office du directeur de l'U.S. Army Dental Corps, Virginie, 2002, p. 5.
Le Dr Hammond devient chirurgien général de l'armée de l'Union, le 25 avril 1862. Dans *Un Traité sur l'Hygiène*, il écrit: *« La perte conséquente des dents, spécialement des incisives, ainsi que les caries et l'ulcération, ou le ramollissement des gencives de façon chronique, doivent entraîner une exemption. (...) Les dents de devant sont nécessaires au soldat pour déchirer ses cartouches et les molaires, pour mastiquer la nourriture, ce qui permet une bonne digestion. De plus, une mauvaise santé des gencives, bien qu'étant en soi un motif d'exemption, indique un mauvais état général du système.»* (Cf. Dammann Gordon, « Some Aspects of Civil War Dentistry », in *Dent. Radiog. Photog.*, 1982; 55(2): 38.)

eux. Ils ne peuvent participer aux combats, car ils sont jugés inaptes au service. En situation, ils représentent un danger pour eux-mêmes bien sûr, et pour leurs camarades. Le rôle des dentistes, sur un plan strictement médical et administratif, se révèle donc prépondérant.
Ainsi, des hommes de bonne volonté, des dentistes en l'occurrence, ont changé le cours des événements.
Sur quels plans, l'intervention des dentistes américains s'est-elle révélée cruciale ? L'aspect médical a-t-il été le seul ou bien sont-ils apparus également dans un domaine plus militaire et plus diplomatique ? Leurs actions ont-elles été seulement bénéfiques ou bien n'ont-elles fait qu'aggraver la situation ?
Après un récapitulatif descriptif de la dentisterie militaire et des infrastructures mises en place par les deux armées, je vais présenter l'histoire d'hommes qui ont marqué ce conflit d'une empreinte indélébile.

1840 : An I des institutions dentaires américaines

La première école dentaire au monde est créée à Baltimore en 1839. Elle est décrétée par un acte de l'Assemblée générale du Maryland. Elle est cofondée par Horace H. Hayden (1769-1844) et Chapin A. Harris (1806-1860).

Harris est né le 6 mai 1806, à Pompey, dans l'Etat de New York. A 17 ans, il rejoint ses frères à Madison. Sous l'injonction de l'un d'eux qui est médecin, il commence des études de médecine. Avec lui, il s'intéresse à la dentisterie. En 1824, il commence à exercer la médecine et la chirurgie à Greenfield, avec l'aval du Tableau des censeurs médicaux. En 1828, il s'oriente vers la chirurgie dentaire, qu'il exerce à temps plein et, en 1833, il est un étudiant du Dr Hayden, qui officie à Baltimore. Diplômé par la Faculté de médecine et de chirurgie du Maryland, débute, pour lui, une pratique itinérante à travers le sud des Etats-Unis. En 1835, il se fixe définitivement à Baltimore.

En 1838, il reçoit un doctorat de médecine d'honneur du Washington Medical College de Baltimore[5].

En 1839, il crée le premier journal dentaire au monde, l'*American Journal of Dental Science* publié à Baltimore. Il en est le rédacteur en chef jusqu'à sa mort en 1860. Son travail à sa tête confère ses lettres de noblesse à la dentisterie américaine. Dedans, paraissent mensuellement, le 1er de chaque mois, des articles techniques et chirurgicaux agrémentés de croquis réalisés par d'éminents dentistes. La revue comprend 48 pages par numéro où figure aussi une biographie d'un auteur d'articles pour celle-ci. Elle coûte 5 dollars pour deux exemplaires des douze numéros annuels qui constituent un volume. Elle est

[5] Cf. Ring M. E., « Founders of a profession: The original subscribers to the first dental journal in the world », in *The Journal of the American College of Dentists*, 2005; 72 (2): 20-25.

envoyée par courrier dans quatre villes (Boston, Philadelphie, New York et Baltimore). L'événement est si important que la revue gagne une notoriété qui dépasse très vite les frontières au point que des dentistes canadiens notamment y signent des articles (Drs Elliot et Beers de Montréal, et Van Buskirk d'Halifax)[6].

Après une première tentative infructueuse, il fait signer une pétition aux notables de Baltimore pour la création d'une école dentaire dans la ville. Surmontant la jalousie du milieu médical, associé à Hayden, il fonde ainsi l'Ecole dentaire de Baltimore en 1839, suite à la parution d'un décret de l'Assemblée générale du Maryland. Il en est le premier doyen et y enseigne comme professeur de dentisterie opératoire. A la mort de Hayden, il devient le second président de l'école[7].

En 1839, il publie un livre intitulé *L'art dentaire : traité pratique de chirurgie dentaire* qui est réédité en 1845, sous le titre *Principes et pratiques de la chirurgie dentaire*. Onze autres éditions suivent, la dernière étant en 1896, faisant de cet ouvrage un livre majeur du XIXème siècle. En 1840, il est un des fondateurs de l'American Society of Dental Surgeons. Il répond ainsi à l'appel du Dr Hayden qui l'a sollicité. D'abord secrétaire, il en est le président en 1844[8].

En 1842, il publie un ouvrage consacré aux *Maladies du sinus maxillaire*. En 1849, il fait paraître son dernier livre, *Dictionnaire des sciences dentaires*, qui est réédité à cinq reprises, la dernière étant en 1898. Diplômé en médecine, il a obtenu son DDS grâce à son travail au sein de l'American Society of Dental Surgeons.

En 1854, il est fait docteur honoris causa par le Collège dentaire de Philadelphie[9].

Chapin A. Harris meurt le 29 septembre 1860.

---

[6] Cf. American Journal of Dental Science, n°1, vol. 1, New York, 1839.

[7] Cf. Pierre Fauchard Academy, Hall of Fame Inductee, U.S.A., 2012, p. 1, http://www.fauchard.org.

[8] Cf. McCauley H. B., « The first dental college: Emergence of dentistry as an autonomous profession », in *Journal of the history of dentistry*, 2003; 51 (1): 41-45.

[9] Cf. Pierre Fauchard Academy, Hall of Fame Inductee, 2012, p. 1.

Horace H. Hayden naît le 13 octobre 1769, à Windsor, dans le Connecticut. Après avoir travaillé en tant qu'architecte, charpentier et enseignant, sous l'influence de John Greenwood, il s'oriente vers une carrière de dentiste. En 1800, il exerce la chirurgie dentaire à Baltimore, dans le Maryland. En 1810, il est diplômé de la Faculté de médecine et de chirurgie du Maryland. En 1812, lorsque survient la guerre anglo-américaine, il sert au début comme simple soldat dans le 39ème régiment d'infanterie du Maryland. Plus tard, il officie en tant qu'assistant chirurgien[10]. Entre 1819 et 1825, Hayden enseigne la dentisterie au sein de l'université du Maryland, la première du nouveau monde. Il est l'un des créateurs de l'Académie des sciences du Maryland. Il en est le président en 1825.
En 1820, il publie le premier traité de géologie connu aux Etats-Unis. Il y fait état de la découverte d'une nouvelle pierre appelée Hadenite en son honneur.
En 1837, il est fait docteur honoris causa par le collège Jefferson de Philadelphie et en 1840, par l'université du Maryland.
En 1839, il co-fonde avec Harris, son ancien élève, l'Ecole dentaire de Baltimore, la première au monde du genre, dont il est le premier président. La même année, avec le même Harris, il publie les premières pages de l'*American Journal of Dental Science*, également le premier au monde[11].
Horace H. Hayden décède le 25 janvier 1844.

En 1840, nous l'avons vu, l'American Society of Dental Surgeons est fondée. Dans le même temps, les inventions succèdent aux inventions. La même année, Edward Maynard invente le tire-nerf destiné à l'ablation de la pulpe dentaire. En 1844, un chirurgien-dentiste, Horace Wells, est le premier à utiliser le protoxyde d'azote pour anesthésier un patient. En 1846, c'est au tour de William Green Morton, un autre dentiste, de se servir à cette fin, d'éther sulfurique[12].

---

[10] Cf. Pierre Fauchard Academy, Hall of Fame Inductee, 2012, p. 1.
[11] Cf. Pierre Fauchard Academy, Hall of Fame Inductee, 2012, p. 1.
[12] Cf. Zimmer Marguerite, « Petite histoire de l'Art dentaire: des origines à nos jours - Avant 1900 », in *Actes de la Société française d'histoire de l'art dentaire*, http://www.bium.univ-paris5.fr, pp.1-2.

En 1856, l'American Society of Dental Surgeons est dissoute suite à une controverse sur l'amalgame dentaire[13].
En 1856/1857, Chapin Harris préside la société qui lui succède, l'American Dental Convention, qui ne connaît pas plus de succès.
En 1859, à Niagara Falls, 26 dentistes en provenance de différentes sociétés scientifiques fondent la National Dental Association (NDA). William Henry Atkinson (1815-1891) en est le premier président. 143 autres suivront[14].
Avec la déclaration de guerre (1861), les dentistes sudistes quittent la NDA. La Southern Dental Association est fondée en 1869 et cette séparation professionnelle se poursuit jusqu'en 1897. La NDA n'est rebaptisée American Dental Association (ADA) qu'en 1922[15]. L'*American Journal of Dental Science* devient le *Journal of the American Dental Association.*

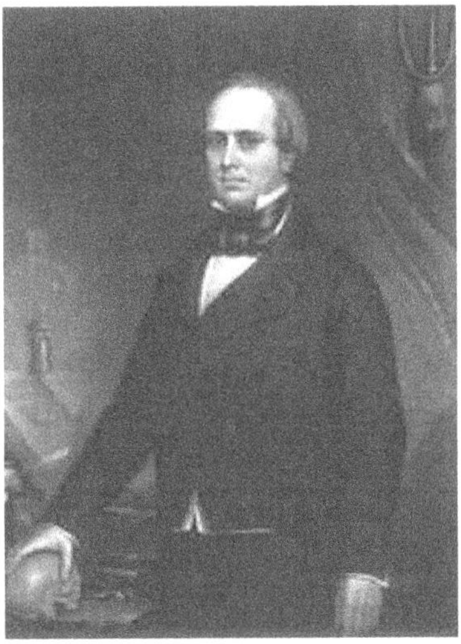

Chapin A. Harris (1806-1860)[16].

[13] Cf. Ring, M. E., 2005, pp. 20-25.
[14] Cf. American Dental Association, USA, 1995-2012, p. 1, http://www.ada.org.
[15] Cf. Ring M. E., 2005, pp. 20-25.
[16] Courtesy of National Museum of Dentistry, Baltimore, MD, 2012.

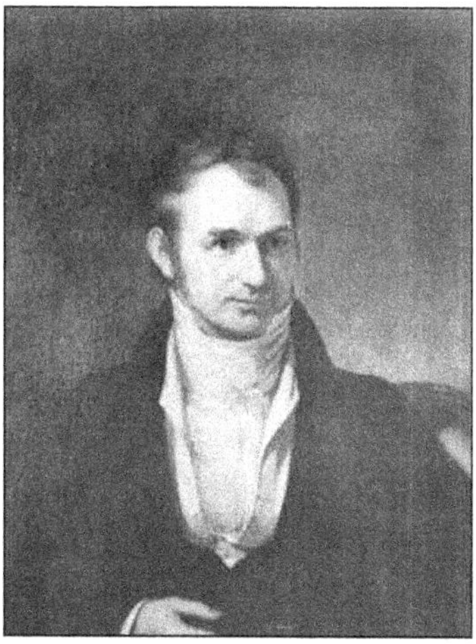

Horace H. Hayden (1769-1844) [17].

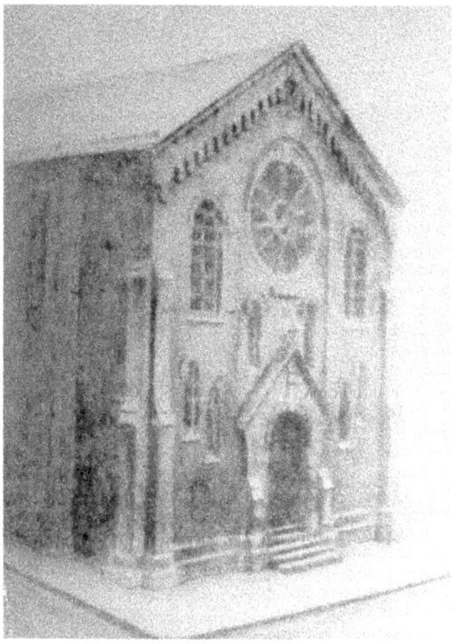

Cette église baptiste située sur la Calvert Street, entre Lexington et Saratoga Streets, a accueilli, en 1840 et une partie de l'année 1841, les premiers cours du Baltimore College of Dental Surgery[18].

[17] Courtesy of National Museum of Dentistry, Baltimore, MD, 2012.
[18] Courtesy of National Museum of Dentistry, Baltimore, MD, 2012.
Jusqu'en 1845, le Baltimore College of Dental Surgery ne possède aucun endroit précis pour dispenser ses cours. A partir de 1847, et pour dix ans environ (jusqu'en 1853 en fait), il emménage dans l'« Immeuble universitaire » utilisé aussi par l'université Newton, localisé au 11 East Lexington Street, proche du centre administratif de la ville.

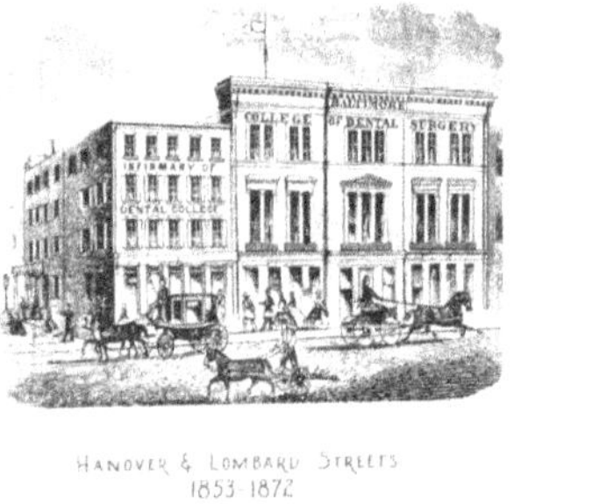

Baltimore College of Dental Surgery de 1853 à 1872,
soit avant et après la guerre de Sécession[19].

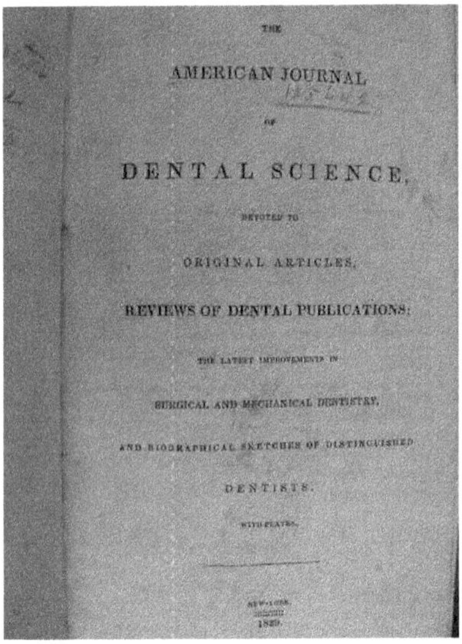

THE

AMERICAN JOURNAL

OF

DENTAL SCIENCE,

DEVOTED TO

ORIGINAL ARTICLES;

REVIEWS OF DENTAL PUBLICATIONS;

THE LATEST IMPROVEMENTS IN

SURGICAL AND MECHANICAL DENTISTRY,

AND BIOGRAPHICAL SKETCHES OF DISTINGUISHED

DENTISTS.

WITH PLATES.

NEW-YORK.

1839.

Couverture du tout premier numéro de l'*American Journal of Dental Science* paru à New York, en 1839.

[19] Courtesy of National Museum of Dentistry, Baltimore, MD, 2012.
De 1853 à 1872, le Baltimore College of Dental Surgery déménage pour un immeuble semi-public, du nom de « New Assembly Rooms », situé au coin nord-est de Hanover et Lombard Streets. Des magasins donnent sur la rue. L'école est située à l'étage supérieur et partage les locaux avec l'université de Washington selon un calendrier très précis.

Gardner Quincey Colton (1814-1898), Horace Wells (1815-1848) et l'anesthésie au protoxyde d'azote

Colton, né le 17 février 1814, à Géorgie, dans le Vermont, est un ancien étudiant en médecine et un chimiste itinérant[20]. Après avoir gagné environ 535 dollars au cours d'une première démonstration, Colton décide de quitter l'école de médecine et de parcourir le monde en vivant de ses spectacles.

Le 10 décembre 1844, Horace Wells, né à Hartford, dans le Vermont, le 21 janvier 1815, formé à la dentisterie à Boston et en exercice à Hartford, assiste en compagnie de sa femme, à une démonstration publique des effets insensibilisants du protoxyde d'azote, effectuée par Colton, sur un blessé. Ce dernier grièvement atteint à la jambe titube tel un alcoolique sous l'effet du produit, mais ne montre aucune souffrance. Surpris et interloqué, le lendemain, Horace décide d'appliquer ce produit à la chirurgie dentaire. Il sollicite Colton pour qu'il joue le rôle d'anesthésiste et son associé, le dentiste John Riggs (1810-1885), qui extrait une dent de sagesse douloureuse en cours d'éruption, à Wells lui-même, dans leur cabinet dentaire de Hartford. L'anesthésie au protoxyde d'azote vient d'être découverte. Wells réitère l'expérience avec succès, à son cabinet, pour 15 dents et souhaite obtenir l'aval du monde médical en faisant une démonstration devant ses pairs[21].

Au début 1845 (certains auteurs[22] disent en décembre 1844), Wells décide de présenter sa trouvaille devant une assemblée de spectateurs et d'étudiants au Massachusetts Hospital. Invité par John Collins Warren, un de ses plus célèbres chirurgiens, Wells

---

[20] Cf. www.general-anaesthesia.com, *« Professor » Gardner Quincey Colton (1814-1898)*, 2006, pp. 1-3.

[21] Cf. www.general-anaesthesia.com, *Horace Wells (1815-1848)*, 2006, pp. 1-3.

[22] Cf. Zimmer Marguerite, *Histoire de l'anesthésie*, EDP Sciences, Les Ulis, 2008, pp. 442-445.

administre le gaz à un étudiant de l'auditoire venu se faire enlever une dent. Le masque d'inhalation est enlevé trop tôt. Peu endormi, le jeune homme crie au moment de l'intervention[23]. L'opéré admet avoir souffert lors de l'extraction, moins toutefois que s'il n'y avait pas eu d'anesthésie. Humilié, le dentiste quitte la ville, ses oreilles résonnant encore du *« Humbug*[24] *!»* de désapprobation hurlé par Warren et des huées du corps médical présent. A l'issue de cette journée et devant les résultats obtenus par Morton, et son éther, le protoxyde d'azote tombe en désuétude[25]. Pourtant, Wells s'obstine et l'emploie au quotidien à son cabinet, avant de le fermer pour faire connaître « son » gaz au monde entier. En 1847, Wells devient un commercial qui vend différents produits sur le territoire américain qui n'ont plus rien à voir avec la dentisterie. Devant le succès de l'anesthésie à l'éther de Morton, après avoir assisté à une démonstration de son ancien associé, Wells part s'installer à Paris, de dépit. De retour aux Etats-Unis, il est sous l'emprise du chloroforme, ce qui lui fait perdre toute conscience. Dans de rares moments de lucidité, le 15 janvier 1848, il anesthésie cependant un malade avant une blépharoplastie à l'hôpital de New York[26]. Le 23 janvier 1848, ayant jeté de l'acide sulfurique sur deux prostituées, sous le coup d'une peine de prison, Horace Wells se donne la mort, en se coupant l'artère d'une jambe, après avoir absorbé une dose de chloroforme[27].

En 1849, de son côté, Colton se rend en Californie, pour y chercher de l'or, au cours de la grande ruée qui se produit à cette époque. Après une quête infructueuse de plusieurs années, il se remémore les expériences de Wells.

En mai 1863, au plus fort du conflit civil fratricide qui déchire les Etats-Unis depuis deux années, Colton arrive dans l'est, à New Haven, dans le Connecticut. Selon Marguerite Zimmer (2008, pp. 443-444), *« Il* (Colton) *organise plusieurs*

---

[23] Cf. Zimmer Marguerite, 2008, pp. 442-445.

[24] *« Foutaises ! »*

[25] Cf. Zimmer Marguerite, 2008, pp. 442-445.

[26] Cf. Zimmer Marguerite, 2008, pp. 442-445.

[27] Cf. www.general-anaesthesia.com, *Horace Wells (1815-1848)*, 2006, pp. 1-3.

démonstrations réussies au Wieting Hall de Syracuse[28]*. (...) Joseph H. Smith, un respectable dentiste de New Haven, s'associe très vite avec Colton. 3 929 dents ont été extraites sous anesthésie protoazotée au cours des neuf mois suivants*[29]*. Devant l'immense succès remporté auprès de centaines de patients, Colton décide de s'installer à New York. »* En juillet 1863, il y met en place la Colton Dental Association, avec deux dentistes[30]. Il a déjà travaillé avec eux auparavant. Les dents y sont extraites sous anesthésie au protoxyde d'azote. C'est un succès immédiat. Aucun accident n'est répertorié. Très vite, des institutions du même type sont installées dans beaucoup d'autres villes américaines.

Le conseil de Colton, quant à l'utilisation du produit, est simple : *« Expliquer au patient qu'il doit inspirer lentement et profondément le gaz, et faire en sorte que les lèvres, et le nez ne permettent pas à l'air d'entrer, ce qui diluerait le gaz. Ainsi, l'anesthésie prend en 45 à 60 secondes*[31]*. »*

De 1863 à 1867, Colton et ses collègues extraient avec succès les dents sous anesthésie au protoxyde d'azote, à raison de 30 patients/ jour, soit environ 100 dents/jour[32]. Sous l'injonction de Joseph Smith, un de ses partenaires dentistes, Colton décide de tenir un registre et au 1er janvier 1867, il affirme que 17 061 avulsions ont été effectuées[33].

En 1867, se tient à Paris, l'Exposition universelle. Colton compte s'y rendre afin d'y faire une démonstration des effets bénéfiques du protoxyde d'azote. Il réside au 9, rue de la Paix, proche du domicile du Dr Thomas W. Evans, qui a conservé, dans ses archives, un des registres de Colton. Selon celui-ci, 19 108 patients auraient été opérés avec la technique préconisée

---

[28] Cf. Latimer J. S., in *The Dental Cosmos*, vol. V, 1863, pp. 16-17.

[29] Cf. Smith Truman, *An inquiry into the origin of modern anaesthesia*, Brown & Gross, Hartford, 1867.

[30] Cf. Zimmer Marguerite, « La famille Préterre et l'odontologie », in *Actes de la SFHAD*, http://www.bium.univ-paris5.fr, 1998, p. 6.

[31] Cf. www.general-anaesthesia.com, *« Professor » Gardner Quincey Colton (1814-1898)*, 2006, pp. 1-3.

Le gaz est stocké dans un ballon de soie muni d'un embout que le patient porte en bouche.

[32] Cf. Colton Gardner Quincey, in *The British Medical Journal*, 1868, pp. 564-565.

[33] Cf. Zimmer Marguerite, 2008, pp. 442-445.

par Colton[34]. Selon Marguerite Zimmer (2008, pp. 442-445) : *« Paddock, l'un des principaux collaborateurs de Colton, indique que 27 217 dents ont été extraites sous anesthésie protoazotée avant le 10 avril 1868. Lors d'un séjour à Londres, du 5 au 10 juin 1868, Colton affiche les mêmes résultats*[35]. »
Selon la même auteur (2008, p. 444), *« L'affaire de Colton était fort bien organisée aux Etats-Unis. (...) Elle permettait, en effet, de préparer les bouches très rapidement pour la réalisation des artifices prothétiques. (...) Colton s'associa avec plusieurs praticiens de Boston, de Philadelphie, de Baltimore et avec ceux de plusieurs autres villes. Non dénué de mercantilisme, l'affaire avait pris une telle ampleur que George T. Barker s'éleva contre ces pratiques au cours d'une réunion de la Pennsylvania Association of Dental Surgeons, le 18 février 1877*[36]. *(...) En mars 1864, Colton affirmait qu'il y avait probablement un millier de dentistes aux Etats-Unis qui anesthésiait leurs patients au protoxyde d'azote avant de leur extraire les dents*[37]. »
A la pointe des découvertes médicales, Zimmer (2008, p. 444) affirme que : *« Pour Colton, le gaz hilarant était un anesthésique fiable lorsqu'il était employé à l'état pur et administré convenablement, mais il admettait qu'il valait mieux s'en abstenir lorsque le patient présentait certaines pathologies particulières. Colton notait toutes les informations diffusées dans les journaux médicaux. Trois décès avaient été signalés dans les périodiques. Colton mena lui-même une enquête sur les causes de ces accidents mortels. Elle lui révéla qu'ils n'étaient pas imputables au protoxyde d'azote*[38]. »
Gardner Quincey Colton décède le 9 août 1898, à Rotterdam.

Si Horace Wells a été indéniablement le découvreur de l'action anesthésiante du protoxyde d'azote, Colton en a été

---

[34] Cf. Zimmer Marguerite, 2008, pp. 442-445.
[35] Cf. Colton Gardner Quincey, in *The British Medical Journal*, 1868, pp. 564-565.
[36] Cf. Barker George T., in *Dental Cosmos*, vol. XIX, 1877, pp. 248-254.
[37] Cf. Colton Gardner Quincey, in *Dental Cosmos*, vol. V, n° 9, 1864, pp. 490-493.
[38] Cf. Colton Gardner Quincey, in *The Dental Register of the West*, vol. XVIII, 1864, pp. 139-142.

indéniablement le grand promoteur sur la fin du XIXème siècle. Ainsi, à l'aube du conflit le plus meurtrier que les Américains ont connu, sont posées des infrastructures uniques aux Etats-Unis qui ont révolutionné la dentisterie sur le plan mondial. Et la guerre qui s'annonce n'y changera rien…

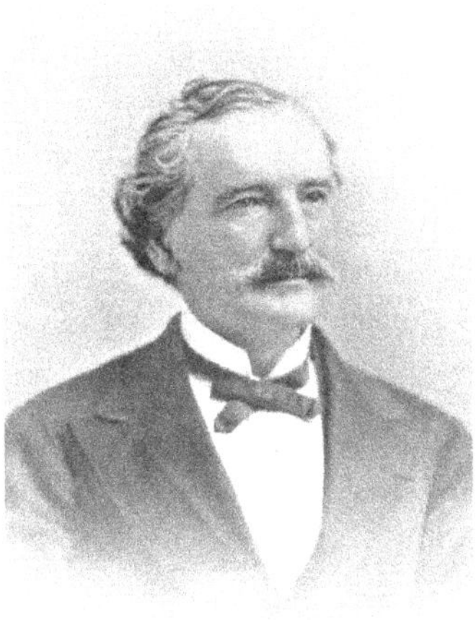

Gardner Quincey Colton (1814-1898) [39] (domaine public).

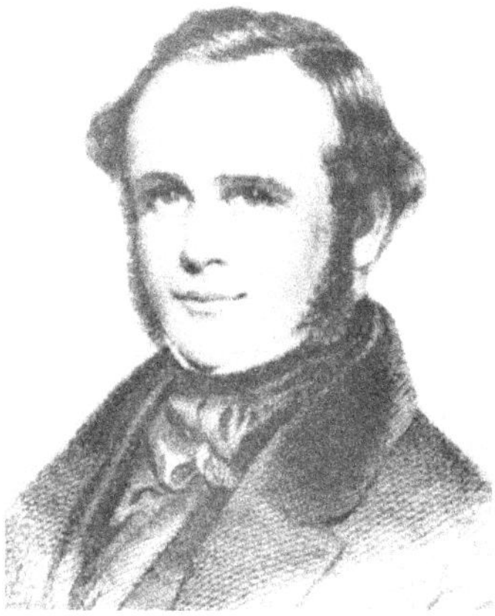

Horace Wells (1815-1848) [40] (domaine public).

[39] Cf. www.general-anaesthesia.com, *« Professor » Gardner Quincey Colton (1814-1898)*, 2006, pp. 1-3.
[40] Cf. www.general-anaesthesia.com, *Horace Wells (1815-1848)*, 2006, pp. 1-3.

La dentisterie dans la Confédération

En 1859, malgré les démarches insistantes de certains dentistes comme Edward Maynard qui soutient cette idée depuis 15 ans, il n'y a pas de service dentaire dans l'armée américaine[41]. Pourtant, Jefferson Davis, alors ministre de la Guerre sous l'administration Pierce, et le chirurgien général Thomas Lawson ont soumis la proposition d'un corps dentaire composé de 6 chirurgiens-dentistes *« totalement distincts du corps des chirurgiens dans leurs études, leurs examens, leurs promotions et leurs rangs[42] »*. Des considérations politiques font échouer ce projet.

En 1860, la dentisterie n'est pas reconnue comme une discipline liée à la médecine, bien que quelques dentistes consciencieux aient suivi des cours de médecine avec la volonté affirmée de mieux comprendre les besoins de leurs patients. A travers tous les Etats-Unis, il n'y a que quatre écoles équipées pour enseigner la dentisterie[43] : le collège de chirurgie dentaire de Baltimore fondé en 1839, celui de l'Ohio à Cincinnati créé en 1846, celui de Pennsylvanie à Philadelphie ouvert en 1853 et, enfin, le collège dentaire de Philadelphie fondé en 1864. Celui de New York n'ouvre ses portes qu'en 1867.

Entre 1841 et 1850, seulement 115 étudiants sont diplômés. Entre 1851 et 1860, ils ne sont que 417. En 1864, 38 seulement reçoivent le titre de docteur, ce qui reflète autant le manque d'écoles que les difficultés générées par la guerre de Sécession.

---

[41] Cf. Tebo Heyl, « Oral Surgery in The Confederate Army », in *Bull. Hist. Dent.*, Apr. 1976; 24(1): 28-35.

[42] Cf. Bollet Alfred Jay, *Civil War Medicine: Challenges and Triumphs*, Galen Press (ed.), Tucson, Montana, 2002, pp. 177-183.

[43] Cf. Sharp Jacob, *A History of the Connecticut State Dental Association (1864-1956)*, The Connecticut State Dental Association (ed.), 1956, p. 7.

En 1860, il y a environ 500 dentistes dans les Etats du Sud[44]. Il n'y a pas d'école dentaire et seulement 10% d'entre eux ont reçu une formation officielle. Les fournitures dentaires proviennent des manufactures situées dans le Nord. En 1864, ils ne sont plus que 250 à 300, dont 40 pour la seule Virginie. Des villages de plusieurs milliers d'habitants sont dépourvus de dentiste[45]. En 1859, est fondée la seule société dentaire du Sud, la Georgia State Dental Society qui comprend alors 11 membres[46].

49 % des dentistes formés à Baltimore avant la guerre proviennent du Sud. Cette école a donc formé l'essentiel des dentistes sudistes avant que le conflit n'éclate. Nous l'avons vu, il n'y a alors pas d'école dentaire dans le Sud[47]. En mars 1861 pourtant, le New Orleans Dental College ouvre ses portes, mais les étudiants ne reçoivent leurs premiers cours qu'en novembre[48]. La guerre interrompt leur cursus et les 9 étudiants n'obtiennent leurs diplômes qu'en 1868.

Le Sud entre en guerre avec une armée qui compte jusqu'à 600 000 soldats et un secteur dentaire extrêmement précaire. Une statistique démontre qu'un soldat sudiste est blessé en moyenne jusqu'à six fois. Un large pourcentage des blessures a affecté le visage ou la mâchoire.

Dès 1861, le département médical de la Confédération recommande que des sets d'extractions dentaires soient mis en place dans les hôpitaux de campagne : un set pour une troupe de 100 à 500 hommes, deux pour 1 000 soldats et un seul par

---

[44] Cf. Hodgkin William N., « Dentistry in the Confederacy », in *J. Amer. Dent. Assoc.*, 1955; 50: 647-655.
Sur la centaine de dentistes recensés en Virginie, 61 se sont engagés au service de l'armée confédérée.

[45] Cf. Clark F. Y., « The employment of dentists in the Army and Navy », in *Transactions of the Southern Dental Association*, Wrightson & Co, Cincinnati, 1870: 72-73; 151-152.

[46] Cf. Schwartz Laszlo, « War problems of Dentistry: The South in the Civil War », in *J. Amer. Dent. Assoc.*, 1945; 32: 37-42.

[47] Cf. Schwartz Laszlo, 1945, pp. 37-42 & cf. Foley G. P. H., *Compilation of Civil War veterans who attended the Baltimore College of Dental Surgery*, National Museum of Dentistry Archives, University of Maryland, Baltimore, 1992.

[48] Cf. Anonyme, « New Orleans Dental College », in *Dental Cosmos*, 1861; 2: 558.

unité[49]. Ainsi, des chirurgiens correctement équipés ont pu résoudre les problèmes dentaires de leurs soldats. En 1863, le lieutenant George Huntley se rappelle de cette dent qui a demandé sept tractions avant de finalement sortir, au point qu'il a cru *« que sa tête allait venir avec*[50]. »

Les dentistes civils soignent les soldats confédérés. Quand ils le peuvent, ils se rendent au cabinet du dentiste de la ville voisine. En juillet 1861, juste avant le début de la première bataille de Bull Run, le sergent Samuel Buck de la compagnie H du 13ème régiment d'infanterie de Virginie demande la permission à son colonel d'aller à Winchester pour se faire soigner une dent par un dentiste civil. Son officier de rétorquer : *« Attendez demain. Vous devrez avoir été soigné avant la nuit*[51]. » Les soldats ont besoin de soins dentaires. Ils négligent leur hygiène. Les brosses à dents sont difficiles à trouver. L'Etat n'en fournit pas dans les paquetages. L'hygiène alimentaire laisse à désirer : beaucoup de sucres dans les aliments et un manque de viande fraîche.

Les recherches archéologiques récentes démontrent, chez les soldats, de nombreuses pertes dentaires ante-mortem et de nombreux abcès. A Glorietta, dans l'Etat de New Mexico, 5% des restes de 30 soldats confédérés présentent des pertes dentaires causées par des abcès et 30% d'entre eux ont eu des abcès dentaires au moment de leur mort. Seulement, 4 n'ont aucune carie et 3 ont des plombages en or[52]. Une étude similaire sur des soldats virginiens réalisée par l'Institut de pathologies des forces armées a montré des problèmes identiques et des soins avec des obturations d'étain, ou d'amalgame[53].

---

[49] Cf. *Regulations for the Medical Department of the Confederate States Army*, Ritchie & Dunnavant, Richmond, 1861.

[50] Cf. Taylor M. W., *The Cry is War: the Civil War Correspondence of Lts Burwell, Thomas Cotton and George Job Huntley, 34th Regiment North Carolina Troops*, Morningside House Inc., Dayton, 1994, p. 102.

[51] Cf. Buck S., *With the Olds Confeds: Actual Experiences of a Captain in the Line*, Butternut Press, Gaithersburg, 1983, p. 22.

[52] Cf. Owsley D. W., *Bioarchaeology on a Battlefield: the Abortive Confederate Campaign in New Mexico*, Museum of New Mexico, Office of Archaeological Studies, Santa Fe, 1994: 25.

[53] Cf. Glenner R. A., Willey P., Seldzik P. S. & Junger E., « Dental Fillings in Civil War skulls: what do they tell us? », in *J. Am. Dent. Assoc.*, 1996; 127: 1676.

Des soldats appelés n'hésitent pas à se faire extraire des dents pour être réformés, mais, très vite, les chirurgiens ne se laissent plus abuser par ce type de procédé[54]. Constatant le problème, ils refusent d'exempter tout soldat présentant *« une alvéole dentaire ou une gencive non cicatrisées faisant suite à une extraction récente*[55]*. »*
Enfin, les opérations dentaires coûtent bien trop cher pour la solde d'un simple soldat qui ne perçoit qu'un salaire de 18 $ confédérés[56]. En effet, le prix pour un unique plombage (en or) est de 120 $, soit 6 mois de paye pour un soldat. Les dentistes prennent 20 $ pour une extraction et le prix d'un jeu de dents supérieures montées sur une base en or ou en ébonite varie alors entre 1 800, et 4 000 $[57]. Ce problème a généré deux conséquences. La première est bien évidemment un enrichissement important des dentistes. Ainsi, le Dr Carpenter d'Atlanta affirme qu'au mois d'avril 1865, il a fait *« un million de dollars confédérés de soins dentaires. »* La seconde résulte en l'apparition de praticiens au rabais. *« Une des causes de souffrance dentaire des soldats est l'apparition d'hommes de peu de scrupules qui suivaient les armées en prétendant pratiquer l'art dentaire*[58]*. » « Un cas... d'un homme qui préparait un ciment en grande quantité dans un grand bol, censé être suffisant pour la journée, et qui obturait les dents des hommes sans discernement avec le même produit*[59]*. »*
A côté de cela, les soldats confédérés ont servi pendant des années sans être seulement examinés. Une pauvre hygiène dentaire, une absence de brosse à dents et une alimentation carencée ont contribué à l'apparition de bouches en très mauvais état. Dans l'infanterie de Stonewall Jackson, les brosses à dents sont des ornements de boutonnière. En cas de

---

54 Cf. Hyson John, Whitehorne Joseph & Greenwood John, *A History of Dentistry in the US Army to World War II*, Office of the Surgeon General, Borden Institute, Washington DC, 2008, p. 29.
55 Cf. Bumgardner E., « Disqualification for military service in the Civil War on account of loss of teeth », in *Dental Cosmos*, 1894; 36:429.
56 Cf. Cunningham H. H., *Doctors in Gray*, Louisiana State University Press, Baton Rouge, 1986, pp. 243-244.
57 Cf. Burton Leigh W., « Dental surgery as applied in the armies of the late Confederate States », in *Am. J. Dent. Sc.*, 1867; 1: 180-189.
58 Cf. Burton Leigh W., 1867, pp. 180-189.
59 Cf. Burton Leigh W., 1867, pp. 180-189.

rage de dents, une prescription confédérée en 1864 est la suivante : *« 1 grain d'arsenic, 1 grain de morphine, du créosote suffisamment pour faire une pâte appliquée dans la cavité dentaire et maintenue en place par du coton ou de la cire*[60]*. »* Le 27 août 1862, quand les soldats confédérés s'emparent de la gare de Manassas Junction en Virginie, il a été noté dans leurs paquetages la présence d'une brosse à dents[61]. Le problème se retrouve évidemment dans la population civile. Les soins ainsi que les brosses à dents coûtent très chers. Mary Boykin Chesnut de la plantation Mulberry près de Camden dans la Caroline du sud signale dans son journal intime qu'une brosse à dents coûte 10 $ et une visite chez le dentiste pour un simple examen peut monter jusqu'à 350 $ confédérés[62]. Ainsi, les vieilles brosses à dents sont-elles retraitées avec des poils d'animaux. De même, les brindilles ou racines sont devenues de vrais outils de maintenance dentaire avec les cure-dents en os ou en bois, et le charbon de bois comme dentifrice[63].

Le 16 avril 1862, la Confédération ordonne la première conscription de l'histoire américaine. Afin d'alléger le coût des soins dentaires, les dentistes sont inclus dans la conscription. Par contre, les médecins ayant sept années d'exercice sont exemptés. Les dentistes, n'hésitant pas à affirmer qu'ils pratiquent une spécialité médicale, se réclament également de cette exemption[64]. L'un d'entre eux, le Dr Benton, décide d'engager un recours en justice. Il est alors défendu par George Randolph, ancien secrétaire d'Etat à la Guerre sudiste en 1862. Benton est finalement recruté et sert comme assistant hospitalier[65].

Par la suite, treize dentistes signent une pétition revendiquant leurs compétences difficiles à acquérir, leur expérience et leur

---

[60] Cf. Hotchkiss J., *Make me a map of the valley: the Civil War Journal of Stonewall Jackson' topographer*, Southern Methodist University Press, Dallas, 1973, XXVIII, p. 271.

[61] Cf. Henderson G. F. R., *Stonewall Jackson and the American Civil War*, Longmans, Green & Co, New York, 1936, p. 169.

[62] Cf. Chesnut M. B., *A diary from Dixie*, Houghton Mifflin Co, Boston, 1949.

[63] Cf. Massey M. E., *Ersatz in the Confederacy: Shortages and Substitutes on the Southern Homefront*, University of South Carolina Press, Columbia, 1952.

[64] Cf. Burton Leigh W., 1867, pp. 180-189.

[65] Cf. Cunningham H. H., 1986.

spécialité comme appartenant à la médecine. Dans ce texte, ils demandent l'exemption de ceux ayant un exercice de plus de dix ans prétextant le risque encouru par la population de ne plus pouvoir être soignée. Le chirurgien général Samuel P. Moore et le chirurgien James Harrison, responsable de la médecine et de la chirurgie dans la marine confédérée, approuvent la pétition. Le département de la guerre décide de ne pas en tenir compte et demande à la conscription, de se poursuivre[66]. Insatisfait par cette décision, conseillé par le Dr Benjamin Arrington (1827-1907), éminent dentiste de Raleigh, le Dr John Hunter (1826-1902) de Salem dans la Caroline du nord, diplômé en 1856 de l'Ecole dentaire de Pennsylvanie, décide de porter plainte auprès de la Haute Cour. Arrington rédige la plaidoirie et prête environ 100 $ à Hunter pour les frais de procédure. Le juge Richard Pierson se montre très favorable à cette démarche et rend un jugement en faveur de Hunter, légitimant la dentisterie américaine, lui conférant ainsi un statut médical indiscutable. C'est une première. Le Congrès confédéré finit par insérer les mots *« le terme médecin ne doit pas inclure les dentistes »*, dans la clause tant contestée, clôturant ainsi le débat[67].
Une fois la décision actée et le texte de la conscription modifiée quant à l'enrôlement des dentistes, le Dr Moore, chirurgien général de l'armée confédérée, conscient de l'ampleur du problème relatif aux soins dentaires des soldats, fait en sorte que les dentistes soient conscrits et qu'ils puissent exercer leur profession. Le 4 novembre 1864, le directeur médical du C. S. Hôpital de Virginie émet une circulaire stipulant que les opérations dentaires seraient effectuées par des soldats, officiers ou conscrits, dentistes de profession[68]. Chaque soldat admis dans un hôpital doit recevoir un examen dentaire et toute opération nécessaire est effectuée en accord avec un officier médical assistant. Les dentistes doivent fournir leurs propres instruments. Les fournitures sont à la charge de l'hôpital[69]. Le

---

[66] Cf. Burton Leigh W., 1867, pp. 180-189.
[67] Cf. Anonyme, « Dr J. W. Hunter », in *Dental Cosmos*, 1903; 45: 70 & cf. Walker J. M., « An interesting Supreme Court decision », in *Dental Brief*, 1899 ; 4 : 573.
[68] Cf. Tebo Heyl, 1976, pp. 28-35.
[69] Ils prennent, le plus souvent, le rang d'assistant hospitalier (Cf. Cunningham H. H., 1986, p. 244).

rang, le salaire et les avantages perçus dépendent plus de la situation militaire que de l'exercice du dentiste. Une prime additionnelle pour compétences extraordinaires leur est allouée. Des rapports mensuels de leurs interventions doivent être rendus au chirurgien général.

Les patients admis dans les hôpitaux pour raison dentaire sont classés en trois catégories : les urgences du front, les convalescents et les malades. Les soldats en provenance des combats sont prioritaires pour qu'ils puissent retourner dans leur unité au plus vite. Leigh W. Burton se rappelle avoir vu des soldats réfractaires venus se faire enlever une ou deux dents afin de bénéficier d'une journée de détente à l'arrière. Il se souvient aussi que, très vite, une fois le travail dentaire effectué, ils sont convoyés sous bonne escorte jusqu'à leur unité[70]. Les officiers et les soldats engagés non enregistrés dans les hôpitaux n'ont pas le droit de recevoir des soins dentaires, excepté s'ils bénéficient d'un ordre écrit du directeur médical dont ils dépendent, ce qui est très rare, sauf en cas d'urgence[71].

Jusqu'à la fin de la guerre, la plupart des hôpitaux disposent d'un dentiste dans leurs équipes médicales. Les résultats obtenus par ceux-ci sont si considérables que le soutien en leur faveur n'a été que grandissant. Des centaines et des centaines d'hommes réhabilités en quelques heures ont pu ainsi regagner leurs unités sur le front très rapidement, grâce à l'efficacité de ces praticiens. Sans eux, combien de ces hommes auraient été définitivement immobilisés, rendus inutiles pour les combats[72] ? Le Dr Samuel Stout, directeur médical des hôpitaux confédérés du Tennessee, est le premier à reconnaître l'importance des dentistes au sein de l'armée et à les employer dans ses hôpitaux. Il émet aussi l'idée d'un dentiste militaire confédéré. La fin de la guerre en 1865 a marqué la fin de ce projet. Nul doute que, si les affrontements avaient duré une année supplémentaire, un décret aurait matérialisé son existence[73].

---

[70] Cf. Burton Leigh W., « Dental Notes on the late Civil War », in *Am. J. Dent. Sci.*, Jan. 1868; 1: 440-448.

[71] Cf. Macauley J. G., « Dentistry in the Confederate Armies », in *SC. Dent. J.*, 1950; 8: 13.

[72] Cf. Clark F. Y., 1870, pp. 151-152.

[73] Cf. Stout S. H., « Correspondence », in *Dent. Reg.*, 1869; 23: 162-164.

Lorsqu'un dentiste est nommé dans un hôpital, une salle bien éclairée lui est prêtée, avec eau chaude et eau froide, du savon et des serviettes, ainsi qu'un assistant médical ou un soldat pour l'aider. Les sièges d'opération sont construits par les menuisiers de l'hôpital sous la direction du dentiste. Une cuvette en étain est placée sur un banc à côté comme crachoir. Pendant les périodes de froid, si le stock de bois le permet, un feu est entretenu dans la pièce. Le dentiste n'est pas autorisé à loger dans l'hôpital[74]. Son uniforme est similaire à celui d'un sergent de l'armée confédérée. Les chevrons et la bande descendante du pantalon sont noirs, couleur symbolisant le service médical de l'armée. L'emblème sur le chapeau est constitué de deux lettres MS (Medical Service) en or entourées de deux branches d'olivier[75].

Les soldats nécessitant de fausses dents doivent payer les services d'un dentiste civil. L'or est le matériau de choix pour confectionner les dentiers, mais l'ébonite est privilégiée pendant le conflit[76]. Pour les plombages, les praticiens utilisent une fraise manuelle et des excavateurs pour nettoyer la dent[77]. Ils insèrent le plombage ensuite et le polissent avec un brunissoir. Si la pulpe est retirée, du créosote est mis en fond de cavité avec de l'or par-dessus pour une petite cavité ou de l'étain pour une plus grosse. Ce dernier matériau reste moins coûteux. Un amalgame d'argent, d'étain et de mercure est souvent substitué au matériau précieux.

Malgré tout, des recherches archéologiques ont démontré, après étude de 7 corps de soldats confédérés de l'Ouest, qu'ils ont tous reçu des obturations en or[78]. Il semble que ce métal soit plus disponible à l'ouest et donc, plus utilisé. De plus, la littérature du XIXème siècle, y compris celle du Sud, recommande son emploi. Le *Southern Dental Examiner*, seul journal dentaire de l'Etat rebelle, contient des publicités de

---

[74] Cf. Burton Leigh W., 1868, pp. 440-448.

[75] Cf. Thomson H., « Prisons and Hospitals », in *The Photographic History of the Civil War*, livre écrit par Miller F., The Review of Reviews Co, New York, 1912, p. 350.

[76] Cf. Bollet Alfred Jay, 2002, p. 182.

[77] Cf. Glenner Richard A. & Willey P., « Dental Filling Materials in the Confederacy », in *J. Hist. Dent.*, Jul. 1998; 46 (2): 71-75.

[78] Cf. Glenner Richard A. & Willey P., 1998, pp. 71-75.

Brown & Hape pour l'or utilisé en plombage, notamment. Le blocus du Nord fait monter les prix des fournitures dentaires, particulièrement de l'or. Cette manufacture s'est occupée d'extraire et de vendre le métal dans tout le Sud. Il semble que cette entreprise a disposé d'une forme de monopole exclusif en la question.

La plupart des hôpitaux se situent à distance des villes et les dentistes doivent apporter leurs instruments sur place. Une ambulance leur est réservée pour les conduire à bon port. Sans cette assistance, les dentistes auraient de nombreux kilomètres à faire, en transportant du matériel dentaire extrêmement lourd. Mais, ce privilège suscite bien évidemment des jalousies importantes auprès des chirurgiens qui ne reçoivent pas le même traitement, au point que le moindre retard des dentistes est signalé sans vergogne à la direction de l'hôpital considéré[79]. Cependant, les ambulances sont allées chercher les dentistes à leurs domiciles jusqu'à la fin de la guerre, malgré la colère des chirurgiens.

Ainsi, le 6 septembre 1864, le directeur médical Carrington écrit au chirurgien responsable des hôpitaux de Lynchburg, sur le Dr Steward Bidgood, à propos de ses devoirs. *« En accord avec ses ordres, l'assistant hospitalier Steward Bidgood devra visiter en rotation, à des temps déterminés, les hôpitaux de Lynchburg et effectuer les opérations sur les dents, et les bouches qui le nécessiteront. Un local devra lui être attribué à cet effet et toutes les facilités devront lui être allouées. J'ai pourvu ses besoins en amalgame et autres produits. Il dispose de ses propres instruments. S'il a d'autres demandes, elles pourront être satisfaites par réquisition et si ce n'est pas possible, les fonds hospitaliers pourront y subvenir. Ce sera difficile pour lui de prendre ses quartiers dans aucun hôpital. Par conséquent, il devra pourvoir à ses propres besoins pour ce qui est de la nourriture, du logement ou du combustible pour se chauffer. J'ai prévu les salaires pour tous les dentistes qui me seront signalés et vous informerai du résultat de mes démarches. En plus, des soins dentaires, les dentistes sont*

[79] Cf. Burton Leigh W., 1868, pp. 440-448.

habilités à traiter les fractures des mâchoires et à réaliser toutes les opérations chirurgicales dans la bouche[80]. »
Au début de la guerre, le gouvernement nordiste considère que le matériel médical et dentaire est une marchandise de contrebande[81]. Dès lors, la Confédération doit se procurer le nécessaire par elle-même. Les prisonniers de l'Union sont dépouillés. Des contrats sont signés avec l'Europe et des cargaisons entières sont apportées à travers le blocus[82]. Des laboratoires voient le jour pour élaborer des produits tels que l'éther, le chloroforme, etc.
Mais, si les prisonniers fournissent un grand nombre d'instruments qui constitue une aide appréciable au début, cela ne dure pas. Quant à la production du Sud, elle est en quantité très mesurée et la qualité est inférieure, ce qui pose très vite un véritable problème. Il ne reste plus au Sud qu'à se fournir à l'étranger, ce qui implique un surcoût. Le blocus mis en place par la marine nordiste complique terriblement les arrivées de navires du vieux continent.

La guerre de Crimée (1854-1855) a eu un effet certain sur les pratiques médicales militaires américaines pendant les années 1860. En 1863, Chisholm publie à Richmond, son *Manuel de la chirurgie militaire.* Destiné aux Confédérés, il fait écho aux découvertes médicales faites pendant le conflit précédent.
« Pour le traitement des blessures par balle au visage ayant entraîné la fragmentation des os, le chirurgien devrait toujours tenter de préserver et de remettre en place le plus grand nombre de portions d'os possible. Il est très souvent surprenant de voir comment de petites connexions avec les tissus mous environnants peuvent suffire à maintenir la vitalité et aider à la restauration de l'unité de cette région. Dans le cas où une balle doit être extraite, si bien sûr, cela est possible, elle doit l'être

---

[80] Cf. National Archives and Record Administration. Collected Record Books of Various Executive, Legislative, and Justicial Offices, 1860-1865. Record Group 109. Vol 364. Carrington to senior surgeon, Lynchburg hospitals. September 6, 1864. Entry 3.
[81] Cf. Edmonson James, *Surgical and dental instruments catalogues from the Civil War era, Snowden & Brother (1860) and John Weiss & son (1863)*, Norman Publishing, San Francisco, 1997, p. 11.
[82] Cf. Tebo Heyl, 1976, pp. 28-35.

par la bouche. L'endroit de la blessure doit être considéré avec beaucoup d'attention ainsi que la mise en place du pansement pour ne pas que le patient avale les sécrétions engendrées par la plaie, responsables d'irritations et de fièvres souvent fatales. Dans le cas d'une hémorragie secondaire venant des branches profondes de cette région, il est nécessaire de ligaturer le tronc principal. »

En 1864, le traitement le plus fréquemment usité en cas de fracture des maxillaires consiste en la réduction, puis l'immobilisation de l'os considéré grâce à une attelle en gutta-percha. Ainsi, James Hutchinson de la compagnie C du 53ème régiment de Géorgie a eu son maxillaire gauche fracturé incluant la 1ère et la 2nde prémolaires. C'est Burton qui l'examine à l'hôpital Jackson de Richmond[83].

James Baxter Bean invente une attelle individuelle faite sur mesure à partir d'un moule en plâtre des dents[84]. Les fragments osseux sont maintenus en place et le patient peut se nourrir. Elle suscite l'admiration de tous et son efficacité est remarquable. Les descriptions d'utilisation de cette technique montrent qu'un patient traité le 21 juillet 1864 a été complètement guéri le 8 novembre de la même année.

Dans les prisons de l'Union, des dentistes sudistes soignent leurs camarades co-détenus *« pour rester dans le jus »* avec les moyens du bord[85].

Il est bon de citer également E. Vines Turner, un capitaine de l'entourage du général confédéré W. H. T. Walker, *« opérant sur le champ de bataille et utilisant une branche fourchue comme appui-tête. »*

Des dentistes se retrouvent aussi sur le front et peuvent pratiquer, malgré tout, leur art au milieu des combats. Ainsi, le Dr Theodore Francis Chupein (1830-1901) sert dans l'armée confédérée comme sergent dans l'artillerie de Caroline du sud, toute la durée de la guerre. Il y a toujours exercé sa profession. Quand le général Shanks Evans apprend quelles sont les compétences de Chupein, il l'envoie à Charleston récupérer les instruments de son cabinet et l'assigne à donner des soins aux

---

[83] Cf. Burton Leigh W., 1867, pp. 180-189.
[84] Cf. Tebo Heyl, 1976, pp. 28-35.
[85] Cf. Hodgkin William N., 1955, p. 655.

soldats de ses troupes. Ne retrouvant pas ses instruments, Chupein doit en improviser d'autres, de fortune, à la forge du camp. Il continue ainsi à soigner et à soulager les soldats jusqu'à ce qu'ils puissent consulter leurs propres dentistes. Il leur a enseigné une telle conception de l'hygiène dentaire que ses patients ont porté leurs brosses à dents sur la boutonnière de leurs uniformes, une pratique qui s'est généralisée à l'ensemble de l'armée[86].
Le Dr William Hoffman (1836-1916) sert en tant que sergent dans la compagnie M du 16ème régiment d'infanterie de Caroline du nord. Ayant emmené une caisse d'instruments dentaires qu'il a conservé avec lui tout au long de la guerre, il crée sa propre chaise dentaire. Il est capturé le 6 avril 1865, à Harper's Farm en Virginie[87]. Il est emprisonné dans le camp de Point Lookout, dans le Maryland. Il soigne les dents de ses coreligionnaires jusqu'à sa libération, le 6 juin 1865.

---

86 Cf. Anonyme, « Obituary Dr. Theodore Francis Chupein », in *Dental Cosmos*, 1901; 43: 563.

87 Cf. Fleming J. M., *The History of the North Carolina Dental Society: with Biographies of its Founders*, North Carolina Dental Society, Raleigh, 1939 & cf. National Archives and Records Administration. Record Group 109. W. H. Hoffman, Company M, 16th North Carolina Infantry. Microfilm Publication M 270, roll 244.

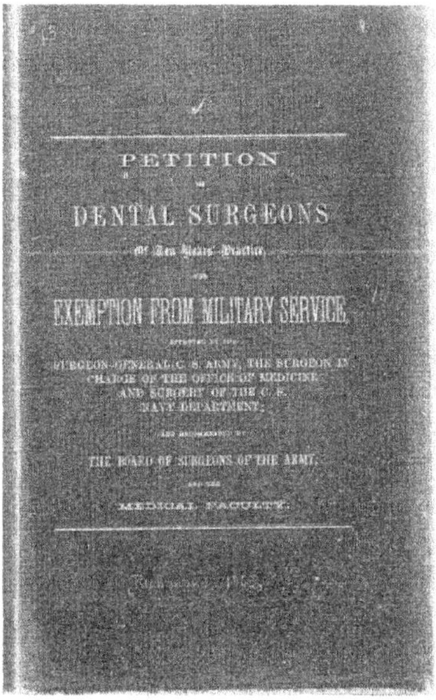

Les dentistes de l'époque, préoccupés par la conscription, ont signé une pétition en décembre 1863, qui est présentée par la suite au Congrès confédéré.

Pétition pour l'exemption de service militaire pour les chirurgiens-dentistes ayant dix ans de pratique.

Richmond, le 29 décembre 1863

A l'attention du Congrès des Etats confédérés,
Nous, les chirurgiens-dentistes soussignés, résidant dans les Etats confédérés, demandons humblement à être exemptés de service militaire dans l'armée confédérée pour les raisons qui suivent[88] :
1/ La chirurgie dentaire étant une spécialité des sciences médicales, les chirurgiens-dentistes traitent des maladies qui ne sont pas généralement soignées par les médecins généralistes ou les chirurgiens. La chirurgie dentaire comprend un large champ de pathologies incluant les maladies des dents, des gencives, de la bouche et des organes alentours ainsi que des fractures des os de la tête et du visage. Par ailleurs, l'acquisition des compétences d'un chirurgien-dentiste nécessite des années d'expérience.
2/ Le nombre de chirurgiens-dentistes par habitant est déjà très faible. Le nombre de dentistes dans les Etats confédérés est estimé à environ 500 et la moitié risque d'être soumis à la conscription.

[88] Cf. Hodgkin William N., 1955, p. 649.

3/ Alors que nous nous considérons exemptés de service militaire par les lois du Congrès qui exemptent les médecins, dans certains cas, ce droit nous a été remis en cause par les autorités militaires. Nous demandons donc que cette exemption nous soit attribuée en tant que spécialistes en médecine et en chirurgie.
4/ Nous considérons que les soins que nous prodiguons sont nécessaires pour la santé de n'importe quelle communauté, c'est pour cela que nous demandons que tous les chirurgiens-dentistes de réputation fiable et en activité depuis au moins dix ans soient exemptés de service militaire.
Signataires : W. B. Pleasants, W. Leigh Burton, Jos. Woodward, John Mahoney, R. Finley Hunt, F. Davison, G. W. Jones, George B. Steel, J. S. Michard, H. Clarke, J. H. Wyat, J. Edward Chase, M. A. Blankman[89].
Approuvée par: S. P. Moore, chirurgien général.
Jas. F. Harrison, chirurgien C. S. N., responsable du bureau de médecine et chirurgie du département de la Navy.

Bureau du directeur médical
C. S. Hôpitaux de Virginie
Richmond, Virginie, le 4 novembre 1864

Une circulaire émise par William Carrington, le directeur médical des hôpitaux généraux de Virginie, définit clairement les statuts des dentistes au sein de l'armée sudiste.

Circulaire n°15 du 4 novembre 1864 :
1/ Autant qu'il sera possible dans le futur, les opérations de dentisterie dans les hôpitaux généraux de Virginie seront pratiquées par des soldats, officiers ou conscrits attachés à cette tâche, et dentistes de profession.
2/ L'examen de chaque soldat ou officier admis dans les hôpitaux sera effectué à une heure prévue par le chirurgien en charge et les opérations requises seront effectuées avec l'accord de l'officier médical.
3/ Nous attendons des dentistes qu'ils prévoient leurs propres instruments, mais le matériel et les dossiers nécessaires seront achetés sur le compte de l'hôpital, ainsi que d'autres instruments demandés s'ils sont nécessaires.
4/ Les dentistes recevront le rang, la paye et les avantages prévus selon leur grade dans l'armée. De plus, ils recevront une prime pour compétences extraordinaires, sous la réserve du chirurgien général, selon l'Ordre général, n° 66, A & I. G., bureau des affaires courantes.
5/ Les rapports mensuels des opérations dentaires ainsi que les registres, selon les formulaires fournis, seront envoyés au bureau du chirurgien en charge qui les fera suivre jusqu'au bureau du chirurgien général, le 5 du mois qui suit.

William A. Carrington[90]
Directeur médical des hôpitaux généraux de Virginie

[89] Cf. Hodgkin William N., 1955, p. 649.
R. Finley Hunt a porté son uniforme sudiste jusqu'à sa mort.
[90] Cf. Hodgkin William N., 1955, p. 651.

Rémunération du personnel dentaire

La paye du personnel dentaire confédéré est indiquée dans les recommandations du directeur médical Carrington au chirurgien général Moore en date du 30 janvier 1865[91] : « *En réponse à votre communiqué du 28 janvier, je vous informe respectueusement que les dentistes des hôpitaux de Richmond ne mangent ni ne logent à l'hôpital. Ils reçoivent la paye et les indemnités communes à chaque soldat détaché, plus la prime que vous leur attribuez, ce qui revient à un total d'environ 10 $ par jour.*

Prime de 4 $ par jour sur 30 jours............120 $
Prime de logement....................................40 $
Paye de la compagnie................................18 $
Ration équivalente à ....125 $
Indemnité de vêtements équivalant la valeur de 2 costumes par an
15 $ par mois..15 $
Total...318 $ »

Corps dentaire confédéré

Bien avant les lois de conscription, des dentistes civils ont été mis sous contrat. Le 20 mars 1863, Carrington écrit à James McCaw, directeur médical de l'hôpital Chimborazo de Richmond, pour lui demander de prendre un dentiste civil sous contrat afin qu'il vienne 2 à 3 fois par semaine extraire les dents et réaliser des opérations simples à son hôpital. McCaw lui répond qu'il procède toujours ainsi. Deux jours plus tard, Carrington écrit au responsable confédéré de l'approvisionnement, afin que soit livré à cet hôpital, les daviers requis. Ce dernier lui répond qu'il n'en a pas en réserve, mais qu'il espère bien les livrer d'ici une semaine[92].

Le premier dentiste affecté, suite à la conscription, à un hôpital sudiste l'est en mars 1864. Sans aucune loi prévue à cet effet, son grade a été celui d'assistant hospitalier.

---

[91] Cf. Hodgkin William N., 1955, pp. 653-655.

La liste ci-dessus se limite à ceux ayant un dossier de service civil.

[92] Cf. National Archives and Records Administration. Collected Record Books of Various Executive, Legislative, and Judicial Offices, 1860-1865. Record Group 109. Vol 708. Carrington to McCaw. March 20, 1863. Letter, n° 73 3.

Angle Solomon, dentiste à l'Howard Grove Hospital de Richmond ;
Bean James Baxter, Géorgie et Richmond ;
Bidgood Richard Maurice, dentiste dans les hôpitaux de Lynchburg ;
Burton Watkins Leigh, Richmond ;
Chase J. Edward, dentiste à Richmond ;
Daughtrey Marmaduke E., dentiste au 16ème régiment d'infanterie de Virginie ;
Doggett Cyrus K., dentiste au 19ème bataillon d'artillerie ;
Grant Robert G., dentiste au 13ème bataillon de réserve de Virginie ;
Harris J. W., dentiste au General Hospital de Harrisonburg ;
Thackston Wm W. H.[93], dentiste au General Hospital de Farmville ;
Wilkinson W. S., Richmond ;
Williams S. H., Alexandria.

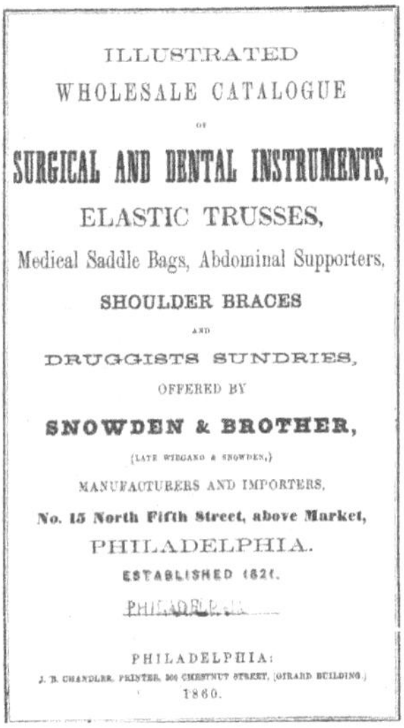
ILLUSTRATED
WHOLESALE CATALOGUE
OF
SURGICAL AND DENTAL INSTRUMENTS,
ELASTIC TRUSSES,
Medical Saddle Bags, Abdominal Supporters,
SHOULDER BRACES
AND
DRUGGISTS SUNDRIES,
OFFERED BY
SNOWDEN & BROTHER,
(LATE WIEGAND & SNOWDEN,)
MANUFACTURERS AND IMPORTERS,
No. 15 North Fifth Street, above Market,
PHILADELPHIA.
ESTABLISHED 1821.

PHILADELPHIA:
J. B. CHANDLER, PRINTER, 306 CHESTNUT STREET, (GIRARD BUILDING.)
1860.

Couverture du catalogue de 1860 d'instruments dentaires et de chirurgie de l'entreprise Snowden & frère, établie à Philadelphie[94].

[93] William Thackston (1820-1899) est diplômé de Baltimore en 1842. Le 20 avril 1864, il s'engage dans l'armée sudiste. Il rejoint les réserves de Virginie, compagnie D, 3ème régiment. Il est affecté à l'hôpital de Farmville, le 3 mars 1865, alors qu'il habite en très proche banlieue, à Burkeville exactement (cf. National Archives and Records Administration. Record Group 109. WWH Thackston, Company D, 3rd Virginia Reserves. Microfilm Publication M 324, roll 400).
[94] Cf. Edmonson James, 1997.

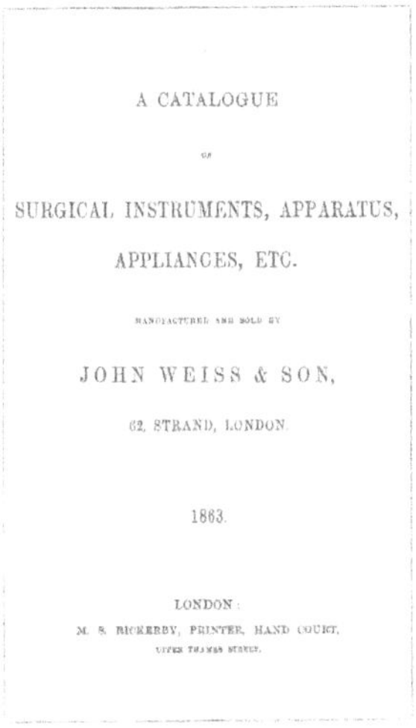

A CATALOGUE

OF

SURGICAL INSTRUMENTS, APPARATUS,

APPLIANCES, ETC.

MANUFACTURED AND SOLD BY

JOHN WEISS & SON,

62, STRAND, LONDON.

1863.

LONDON:

M. S. RICKERBY, PRINTER, HAND COURT,

UPPER THAMES STREET.

Couverture du catalogue de 1863 d'instruments chirurgicaux de la manufacture John Weiss & fils, établie à Londres[95].

[95] Cf. Edmonson James, 1997.

La dentisterie dans l'Union

Le gouvernement fédéral, quant à lui, ne met pas de chirurgien-dentiste à la disposition des troupes. Il ne reconnaît pas non plus de statut particulier à ces praticiens.

Le Dr John Sayre Marshall (1846-1922), vétéran du 2nd de cavalerie volontaire de l'Etat de New York, premier dentiste sous contrat avec l'armée en 1901 et fondateur du service dentaire américain en 1911, déclare dans l'*Histoire de la dentisterie militaire* de Koch (1909) : *« Dans les rangs de l'armée américaine, les seuls services dentaires prodigués étaient de percer des abcès aux gencives et d'extraire les dents. Ce dernier soin était souvent pratiqué par un assistant hospitalier, dont la seule qualification pour cette tâche était d'avoir un bras droit bien musclé*[96]. »

Les extractions sont souvent incomplètes et des racines résiduelles persistent dans la bouche. Elles sont souvent la cause de problèmes ultérieurs.

Les soldats de l'Union consultent souvent des dentistes civils et payent avec leurs propres soldes pour les dépenses occasionnées[97]. Ainsi, lorsque les troupes du général Sherman arrivent à Savannah, en décembre 1864, ses 100 000 hommes assiègent les cabinets dentaires de la ville. Un dentiste alors en exercice a dit d'eux : *« Les cas d'urgence à eux seulement auraient nécessité une centaine de dentistes pendant une période de six mois. »* En avril 1870, le Dr Findley Y Clark (1829-1903) se rappelle : *« Du lever du soleil à son coucher, nos cabinets dentaires étaient assiégés. La demande était toujours la même, un cri du cœur : « Faites quelque chose pour mes dents afin de les préserver de toute douleur ! » Nous nous*

---

[96] Cf. Hyson John Jr & Whitehorn Joseph, « The Soldier Dentist: Colonel John R. Lewis of the 5th Vermont », in *Bull. Hist. Dent.*, Jul. 1995; 43(2): 55-58.

[97] Cf. Bollet Alfred Jay, 2002, p. 180.

souvenons de l'un de ces soldats, avec une dent nécrosée, qui a voulu acheter une grande quantité de produit anti-douleur afin de le revendre à ses compagnons. Il nous a tenu les propos suivants : « S'ils ont mal aux dents en cours de route, je pourrai ainsi leur prendre leur dernier dollar[98]*. » »*

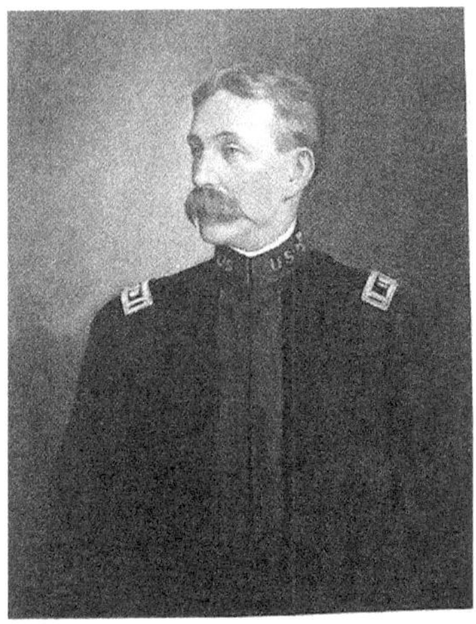

Dr John Sayre Marshall (1846-1922)[99].

Alors que les armées du vieux continent recommandent à leurs soldats de prendre soin de leurs dents et alors que les hygiénistes approuvent cette démarche pour éviter « fièvres et maladies », le brossage des dents se fait très rare, voire est inexistant en raison de l'absence du matériel nécessaire et de l'éducation requise à cet effet[100].
L'alimentation, dépourvue de légumes et de fruits frais, essentiellement carnée et avec beaucoup de sel, est responsable en 1861, au sein de l'armée de l'Union, de très nombreux cas de scorbut avec la perte des dents générée par cette maladie et de parodontopathies ayant les mêmes conséquences.

---

[98] Cf. Clark F. Y., 1870, p. 71.
[99] Cf. Office of Medical History – Office of the Surgeon General, « Poster of Corps Chiefs, 1901- present », in *http://www.history.amedd.army.mil*, US Army Dental Corps (domaine public).
[100] Cf. Adams Georges W., *Doctors in Blue, the Medical History of the Union Army in the Civil War*, Louisiana State University Press, Baton Rouge, 1996, pp. 17, 216.

Les examens physiques d'admission dans l'armée nordiste étant de plus en plus poussés, les dents trop cariées, le manque d'un grand nombre de dents ou les maladies affectant les zones proches des dents deviennent des causes possibles d'exemption[101]. Pourtant, les archives montrent que très peu d'hommes sont réformés pour mauvaise dentition. Seulement 1,15 % des hommes examinés le sont pour ce motif en 1863 et 1,10%, en 1864. L'abréviation 4 f est d'abord utilisée pour mentionner l'absence de dents. Ce sigle devient par la suite le symbole de l'exemption du service militaire en raison d'un handicap physique[102].

Le Dr Youngs, sur la question, affirme que : *«Lors de la mobilisation de 1863, sur les 255 188 hommes examinés pendant la conscription, 5 230 sont exemptés pour raison dentaire*[103]. *»*

Robert Bartholow[104], chirurgien assistant responsable du Mac Dougall General Hospital, écrit dans son livre *Manuel pour l'enrôlement et l'exemption des soldats*[105] (1863) : *« Les caries ou la perte des incisives, et des canines sont des motifs d'exemption, non seulement parce que cela empêche le soldat de déchirer les cartouches ou de mâcher correctement sa nourriture, mais aussi parce que ce sont des signes évidents d'un mauvais état de santé général. Même dépourvu d'incisives ou de canines, un homme qui doit recharger son fusil trouve le moyen de le faire, même sans dents, peut-être manquera-t-il tout au plus de rythme et de précision ? Par contre, son mauvais état général est préoccupant. La gêne occasionnée par l'incapacité de mastiquer correctement entraîne des problèmes bien plus importants. Un homme qui n'a perdu que ses incisives ne doit pas être réformé à moins que leur perte ne résulte de caries ou que les autres dents ne commencent à pourrir. »*

---

[101] Cf. Bollet Alfred Jay, 2002, p. 181.

[102] Cf. Lewis J. R., « Exemptions from military service on account of loss of teeth », in *Dental Cosmos*, 1865; 7: 240.

[103] Cf. Steger-Gratz Tina, « Civil War dentistry subject for a retired dentist », in *MDA J.*, Jul/Aug 1998; 70: 363-364.

[104] Cf. Dammann Gordon, « Dental Care during the Civil War », in *Ill. Dent. J.*, Jan.-Feb. 1984; 53 (1): 12-17.

[105] Cf. Bartholow R., *Manual of instructions for Enlisting and Discharging Soldiers*, J. B. Lippincott & Co, Philadelphia, 1863: 54-55.

A en juger par cette affirmation, un homme qui a perdu ses incisives inférieures et supérieures peut trouver sa place dans l'artillerie.

Les commandants sur le terrain comprennent très tôt qu'un soldat en bonne santé est bien plus performant qu'un autre à la santé douteuse.

Dans son *Manuel d'instructions pour les chirurgiens militaires dans l'examen des recrues et dans le renvoi des soldats* (1863), le Dr John Ordronaux précise les critères bucco-dentaires d'exemption : *« maladies des gencives, avec risque de perte des dents ; perte ou caries des incisives d'une même mâchoire ; perte ou caries des incisives latérales ou des cuspides d'une même mâchoire ; ... »* Il mentionne aussi les gingivites, les anomalies congénitales (becs-de-lièvre, absence de dents, dents surnuméraires), les stomatites gangréneuses, les anchyloses des articulations temporo-mandibulaires, les paralysies faciales[106]...

Le brigadier général William Hammond, médecin en chef du service de santé de l'armée de 1862 à 1864, reconnaît que les maladies gingivales sont souvent indicatrices de maladies générales beaucoup plus préjudiciables aux soldats. Pourtant, il n'autorise pas l'adjonction de dentistes au service de santé[107].

Le gouvernement nordiste équipe les chirurgiens militaires d'une instrumentation sommaire : *« un élévateur, deux daviers droits et un davier à molaire inférieure incurvé, un bistouri à gencive,... »* Le Dr William Roberts, rédacteur en chef du *New York Dental Journal*, écrit dans le numéro de mars 1862 : *« Les chirurgiens de l'armée sont incompétents, mal équipés pour les soins dentaires, mais en plus, ils répugnent à accomplir ce travail, ce qui rend toute intervention dentaire très folklorique. »* Il ajoute qu'il serait judicieux d'incorporer des dentistes dans l'armée pour remplir cette tâche, qui viendraient avec leur propre matériel[108]. En 1861, puis en 1863, dans son journal, Roberts demande expressément la création d'un service

---

[106] Cf. Ordronaux J., *Manual of Instructions for Military Surgeons, on the Examination of Recruits and Discharge of Soldiers*, D. Van Nostrand & Co, New York, 1863.

[107] Cf. Hammond W. A., *Treatise on Hygiene with Special Reference to the Military Service*, J. B. Lippincott & Co, 1863: 59.

[108] Cf. Roberts W. B., « Twenty-five days in the Sanitary Commission », in *NY Dent. J.*, 1863; 6: 145-147.

dentaire dans l'armée. Il ne se contente pas de demander. Il propose une organisation et une hiérarchie, mais, mal vu, ses idées sont « ignorées ». Il faut attendre 1901, pour qu'un service dentaire soit créé au sein de l'armée. Etrangement, sa structure reprend celle décrite par le Dr Roberts en 1861 et en 1863[109]. Malgré les échecs de l'American Dental Convention, puis de l'American Dental Association dans leurs multiples démarches auprès du gouvernement pour instaurer un dentiste militaire au sein de l'armée[110], en 1862, quelques dentistes, comme les Drs John Mc Grath de Philadelphie, William M. Wright de Pittsburgh et Joseph Richardson de Cincinnati, dentistes de profession, abandonnent leur exercice civil pour occuper la fonction de chirurgien dans l'armée, ou d'assistant chirurgien[111]. Ainsi, le Dr Charles Koch (1844-1916) de Chicago, dans l'Illinois, sert comme soldat engagé, puis comme officier de 1862 à 1866, pendant la guerre. Il commande au 49ème régiment d'infanterie et tient avec celui-ci diverses positions. Au plus fort des combats, tout au long de son service, il a emmené un sac contenant ses instruments dentaires qui lui ont permis de soulager ses hommes[112]. Clark Smith (1832-1900) de New York est un dentiste diplômé en médecine. Il s'engage dans l'armée en 1862. Il occupe la fonction d'assistant chirurgien au 169ème régiment des volontaires de New York. Outre l'équipement médical, il dispose, dans son paquetage, d'un set dentaire d'extractions[113].

Le 6 juin 1863, le Dr John Patten (1826- ?), capitaine au 50ème régiment des ingénieurs de New York, est retiré du service pour des raisons de santé. Sur la recommandation de son supérieur, le lieutenant colonel William Pettes, il décide d'écrire au brigadier général Henry Benham, commandant en chef du régiment, afin

---

[109] Cf. Roberts W. B., « Dentistry in the Army », in *NY Dent. J.*, 1861; 4: 184 & cf. Barker G. T., « Proceedings American Dental Convention », in *Dental Cosmos*, 1861; 3: 85.

[110] Cf. Chapitre sur le Dr Samuel S. White.

[111] Cf. McQuillen J. H., « Dentists in the Army and Navy of United States », in *Dental Cosmos*, 1861; 3: 268-269 & cf. Ellis G. W., « Proceedings of the American Dental Convention », in *Dental Cosmos*, 1862; 4: 79-80.

[112] Cf. Cigrand B. J., « Abraham Lincoln and dentists », in *Am. Dent. J.*, 1913; 10: 344.

[113] Cf. National Archives and Record administration. Record Group 94. C. Smith, medical officer's file. Boîte 532. Entrée 561.

d'avoir la permission de suivre les hommes de son régiment, *« à ses risques et périls »*, pour soigner leurs dents en cas de besoins. Benham donne aussitôt son accord à cette requête[114].

Après deux jours de combats à Gettysburg, le premier lieutenant Ziba Graham du 16ème régiment d'infanterie des volontaires du Michigan raconte sa visite pour des soins dentaires au chirurgien du régiment, le 3 juillet 1863. *« Tout est calme sur notre front. J'ai reçu la permission de me rendre à l'hôpital sur les lignes à l'arrière afin de me faire enlever une dent abîmée qui m'a fait mal toute la nuit passée. Notre chirurgien, le Dr Everett, épuisé par une amputation qui lui a donné du travail toute la nuit, n'a pas fait grand cas d'une simple dent à enlever. Il m'a allongé sur le sol, m'a immobilisé et avec une gigantesque paire de tenailles a commencé l'extraction de ma dent. Il m'a secoué jusqu'à ce que la dent vienne,... ou ma tête. Quand la dent est sortie, j'ai été heureux de voir que ma tête était toujours là. Par la suite, j'ai toujours fait attention à ne jamais voir un chirurgien pour une extraction dentaire, le matin après un combat*[115]*. »*

Peu importe le grade, les problèmes dentaires touchent tout le monde. Ainsi, le brigadier général Albion Howe, commandant en chef de la 2ème division, 4ème corps d'armée, a demandé à deux reprises, en 1863, un certificat du chirurgien attestant de son incapacité à servir à cause de ses dents en mauvais état, dans le but évident de se faire soigner, les frais étant à sa charge[116].

---

[114] Cf. National Archives and Record administration. Compiled Military Service Record. Record Group 94. J. E. R. Patten, 50 NY Engineers.

[115] Cf. Graham Z. B., *On to Gettysburg: Ten Days from my Diary of 1863*, Winn & Hammond, Detroit, 1893: 12.

[116] Cf. National Archives and Record administration. Albion P. Howe Papers, May 15, December 31, 1863.

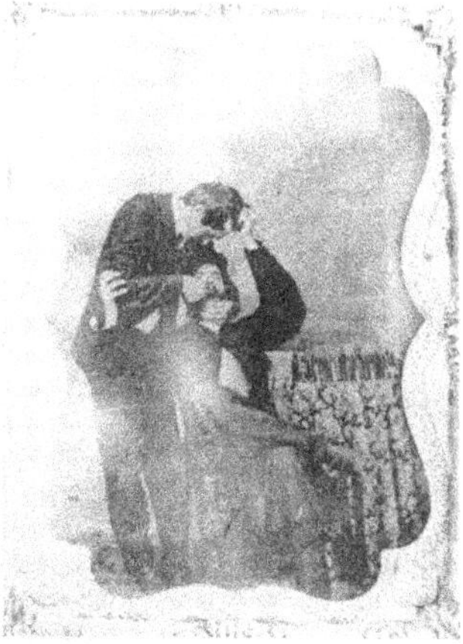

Un dentiste pendant la guerre de Sécession en train d'extraire une dent chez un patient qui ne se montre pas très coopérant[117].

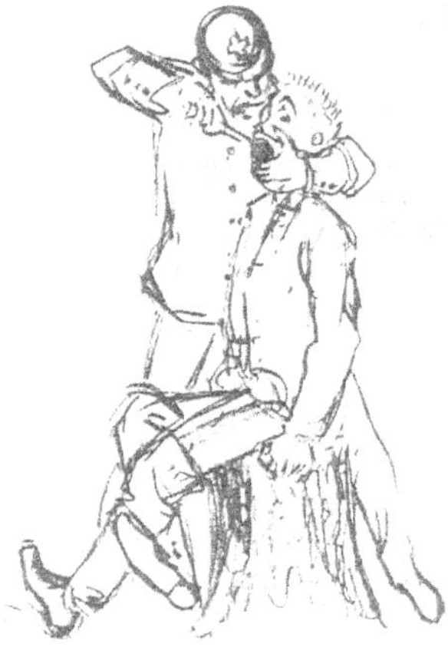

Représentation d'un chirurgien militaire en train d'extraire une dent entre deux combats[118].

---

[117] Cf. Dammann Gordon, *Pictorial Encyclopedia of Civil War Medical Instruments and Equipments*, Pictorial Histories Publishing Company, Missoula, Montana, vol. II, 1988, p. 77, © Gordon Dammann (G. D.).
A noter sur la droite de la photo, posés sur une table, les instruments dentaires (daviers et élévateurs).
[118] Cf. Library of Congress, Washington D.C., 2005 (domaine public).
La demande en soins dentaires est si importante dans chaque camp que des personnes n'étant pas dentistes ont dû s'adapter et soulager les soldats qui souffraient avec des moyens extrêmement précaires.

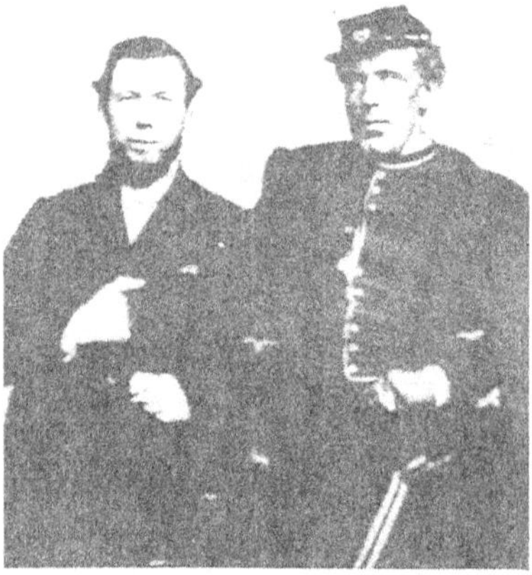

Un dentiste civil sous contrat avec son officier supérieur[119].

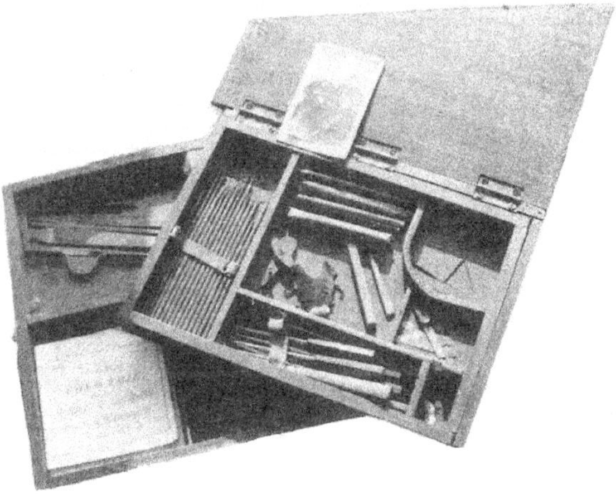

Un kit portable de soins dentaires utilisé pendant la guerre de Sécession pour réparer les dents plutôt que pour les extraire, avec les instruments et produits indispensables à cet effet[120].

---

[119] Cf. Dammann Gordon, 1984, p. 12, © G. D., & cf. Glenner Richard, Stanley Burns & Davis Audrey, *The American Dentist*, Pictorial Histories Publishing Company, Missoula, Montana, 1996, p. 130.

[120] Cf. Dammann Gordon, 1982, pp. 38-42, © G. D.

Les brosses à dents de l'époque sont faites également en carapace de tortue. Edward Parish, dans *Un Traité de Pharmacie* (1864), décrit des préparations de dentifrices à base de craie en poudre, de myrrhe en poudre, de racine d'iris en poudre et de craie rouge en poudre.

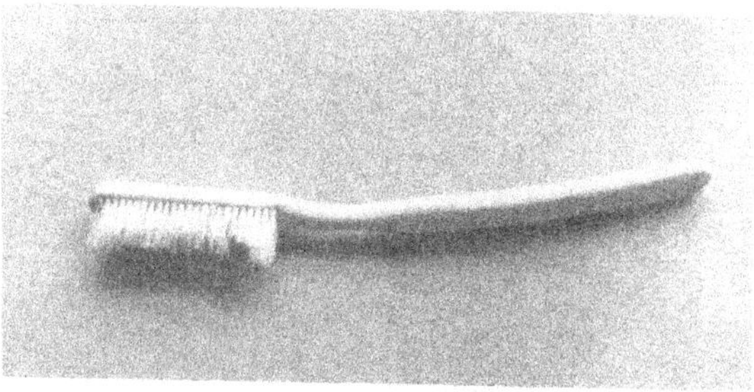

Une brosse à dents à manche d'ivoire et en poils de porc utilisée par les soldats pendant le conflit[121].

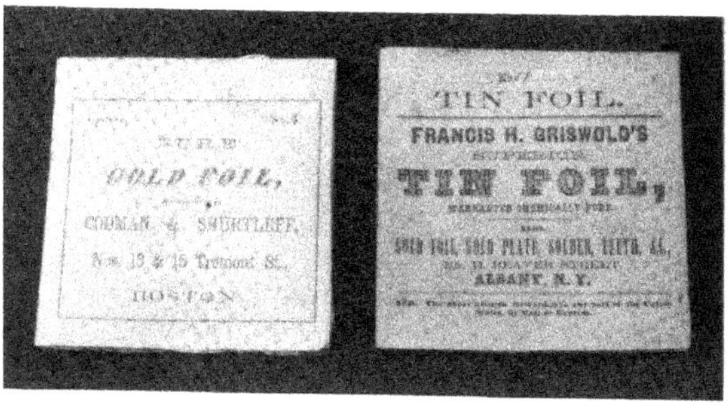

Feuilles d'or ou d'étain pour obturer les dents cariées[122].

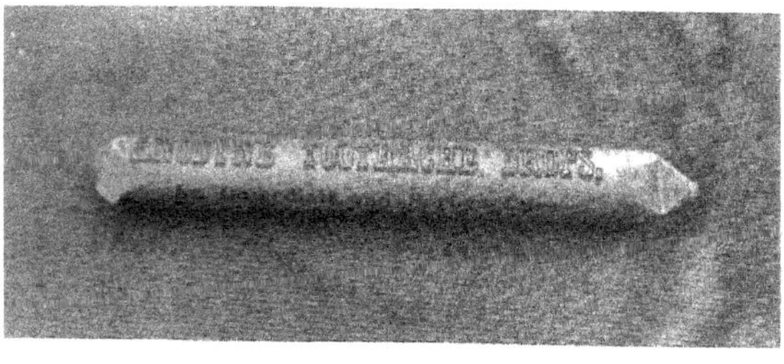

Huile de clou de girofle pour soulager la douleur en cas de rage de dents[123].

[121] Cf. Dammann Gordon, 1988, pp. 77-83, © G. D.
Tout le matériel dentaire présenté dans les pages ci-après est du matériel qui a été employé pendant la guerre de Sécession américaine.
[122] Cf. Dammann Gordon, 1988, pp. 77-83, © G. D.
[123] Cf. Dammann Gordon, 1988, pp. 77-83, © G. D.

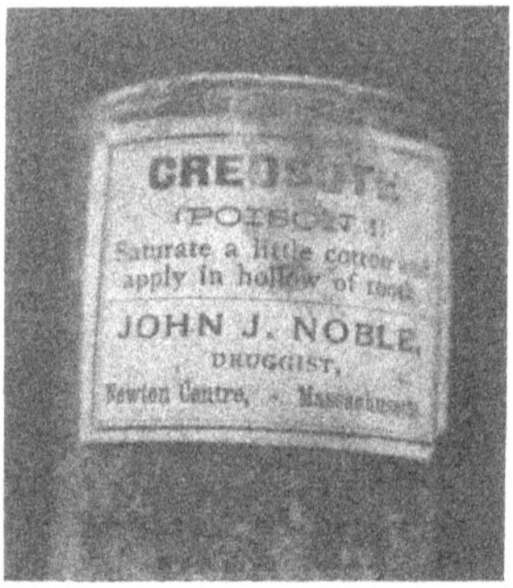

Créosote pour tuer la pulpe dentaire avant tout traitement endodontique visant à sauver la dent malade[124].

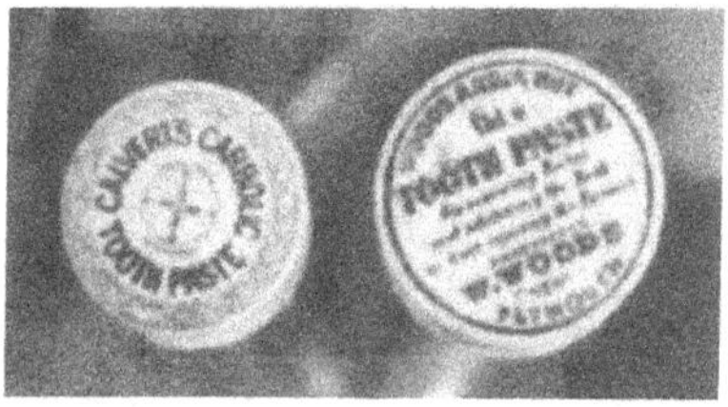

Flacons d'ivoire contenant de la poudre dentifrice (1864) [125].

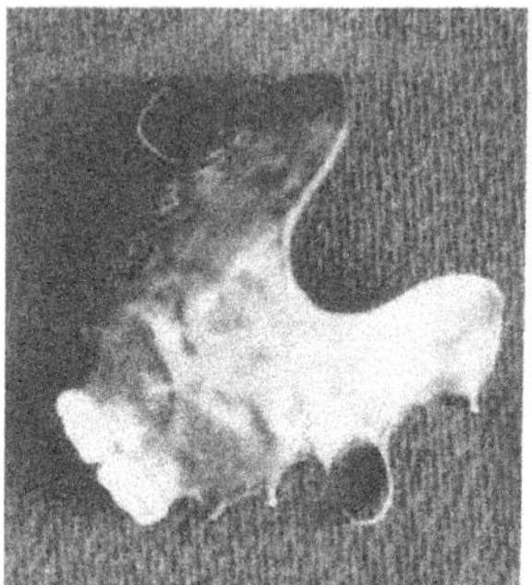

Appareil dentaire remplaçant deux incisives supérieures (armature en argent allemand et dents en ivoire) [126].

---

[124] Cf. Dammann Gordon, 1988, pp. 77-83, © G. D.
[125] Cf. Dammann Gordon, 1988, pp. 77-83, © G. D.
[126] Cf. Dammann Gordon, 1988, pp. 77-83, © G. D.

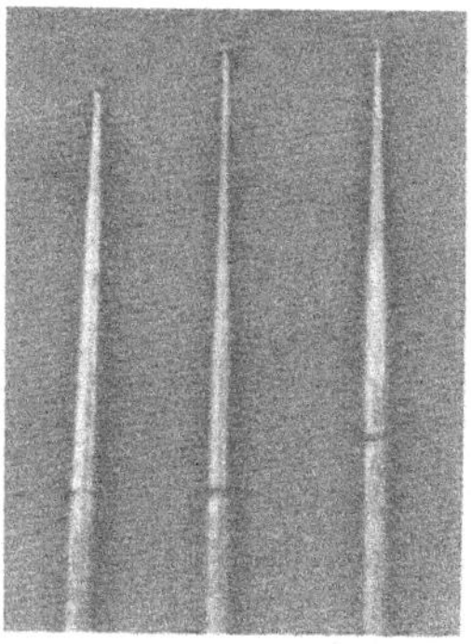

Fraises à main pour ouvrir une cavité carieuse afin d'en permettre le traitement[127].

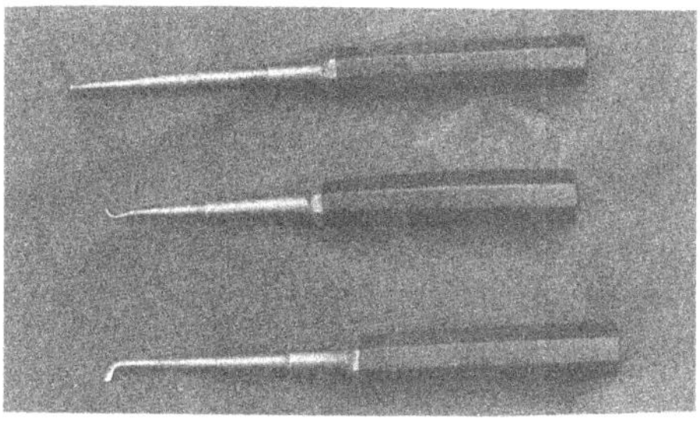

Excavateurs employés pour restaurer une dent[128].

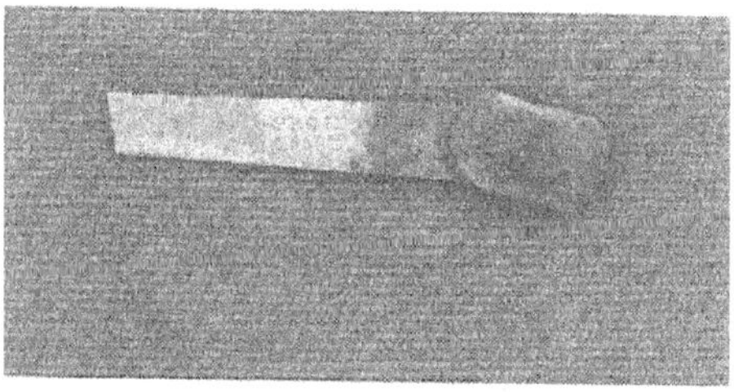

Petite lime pour lisser une obturation une fois en place[129].

[127] Cf. Dammann Gordon, 1988, pp. 77-83, © G. D.
[128] Cf. Dammann Gordon, 1988, pp. 77-83, © G. D.
[129] Cf. Dammann Gordon, 1988, pp. 77-83, © G. D.

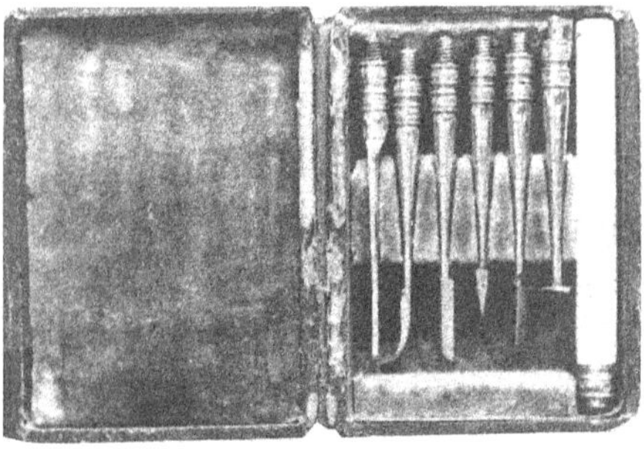

Kit d'hygiène oral pour détartrer.
Les mandrins sont vissés sur le manche en ivoire[130].

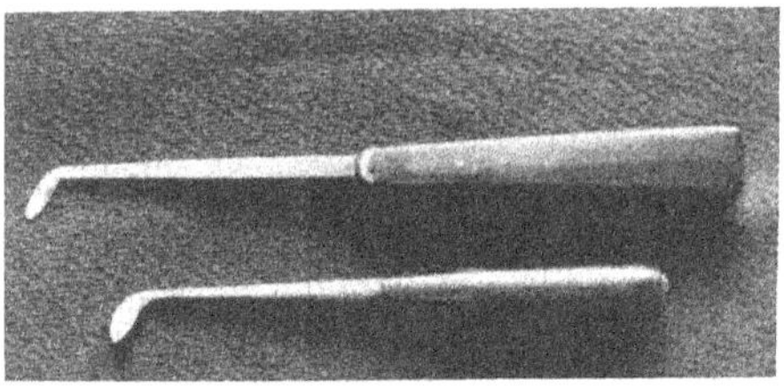

Elévateurs pour extraire les dents[131].

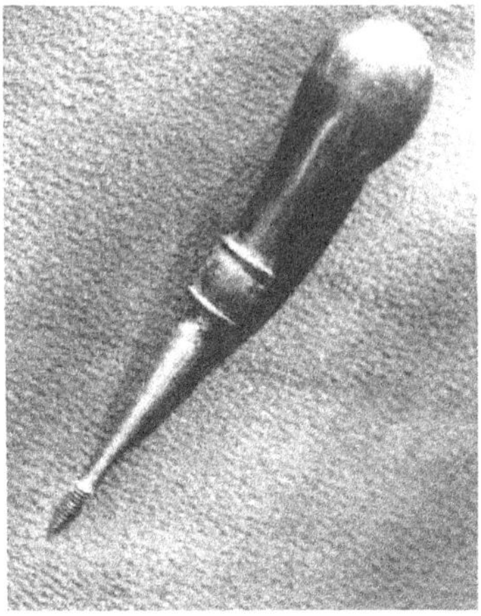

Elévateur pour extraire les dents[132].

[130] Cf. Dammann Gordon, 1988, pp. 77-83, © G. D.
[131] Cf. Dammann Gordon, 1988, pp. 77-83, © G. D.
[132] Cf. Dammann Gordon, 1988, pp. 77-83, © G. D.

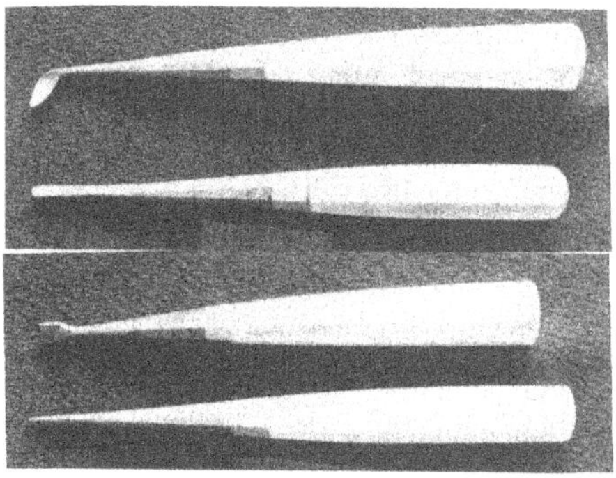

Elévateurs pour extraire les dents (avec un manche en ivoire)[133].

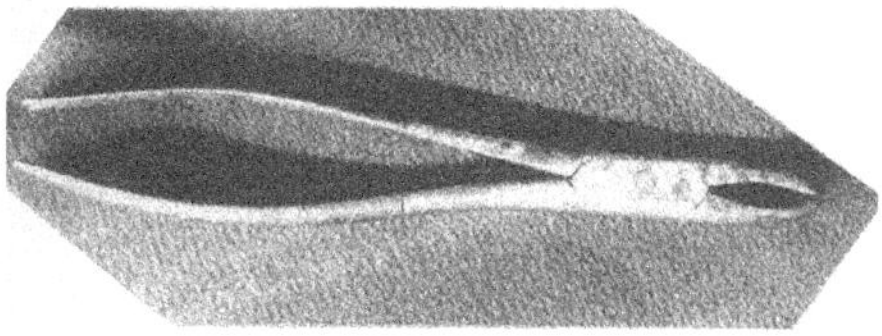

Davier pour extraire les dents[134].

[133] Cf. Dammann Gordon, 1988, pp. 77-83, © G. D.
[134] Cf. Dammann Gordon, 1988, pp. 77-83, © G. D.

La chirurgie maxillo-faciale de guerre

Les blessures des mâchoires des soldats ont été impressionnantes. En 1862, le sergent Asa Smith du 16ème régiment d'infanterie des volontaires du Massachusetts est blessé grièvement à la face. Le premier chirurgien qu'il voit affirme que sa blessure est fatale et qu'il ne peut rien faire pour lui. Au bout de deux jours, un de ses officiers lui-même blessé persuade un médecin d'opérer Smith. Sans anesthésie, il remet en place 18 fragments osseux pendant que Smith est maintenu en place. Pendant les deux jours suivants, sans bandage, le sergent est livré à lui-même et se retrouve avec le statut de blessé « marchant », donc susceptible de repartir au front. Deux jours plus tard, un autre médecin nettoie sa plaie et lui pose un bandage. Quelques jours après, le blessé est évacué par bateau vers un hôpital de l'Académie navale. En juillet 1862, Smith reçoit son papier de démobilisation, le rendant à la vie civile[135].
Les statistiques finales fédérales démontrent que 4 502 soldats ont été blessés par balle au visage. 3 700 d'entre eux ont guéri. 404 sont morts et 398 ont un devenir qui est ignoré à ce jour[136]. 9,8% sont donc décédés majoritairement suite à une hémorragie secondaire. Ce résultat a été obtenu grâce à l'abnégation des dentistes civils principalement.
Les archives confédérées, du moins celles qui existent encore, attestent que 3 312 blessés au visage ont été soignés dans les hôpitaux du Sud. 1 604 d'entre eux concernent la seule mandibule. Il n'y aurait eu que 340 survivants[137].

---

[135] Cf. Catton B., « Asa Smith leaves the war », in *Am. Her.*, 1971; 22 (2): 54-55 & 104-105.

[136] Il convient de rester circonspect sur de tels chiffres, le nombre de blessés au cours d'une guerre étant généralement plus importants que le nombre de morts.

[137] Cf. Jones L. L., *Dentistry under the stars and bars,* DDS Thesis, Baltimore College of Dental Surgery, Dental School, University of Maryland, 1960: 10.

Tous ne peuvent pas en dire autant. En effet, le Dr James Garretson (1828-1895), par exemple, qui est considéré comme un des pères de la chirurgie orale, a voulu s'engager au sein de l'armée de l'Union. Sa demande est refusée par le bureau du chirurgien en chef du service de santé. A deux reprises, en 1862, Garretson réitère sa demande par écrit et essuie un refus similaire. Le chirurgien connaît une revanche remarquable, puisqu'il publie un *Traité sur les maladies et la chirurgie de la bouche, des mâchoires et des régions avoisinantes* en 1869, qui est réédité à six reprises. Cet opus est adopté en 1872, par le Département médical comme le livre de référence sur la question pour ses chirurgiens[138].

Au total, les comptes rendus de 32 opérations de chirurgie esthétique figurent dans les archives de l'Union[139] : six reconstructions des paupières, cinq du nez, trois des joues, quatorze des lèvres, du palais ou d'autres parties de la bouche, et quatre du menton. La reconstruction du visage se fait en plusieurs étapes, en posant de multiples panneaux de peau pour remplacer les structures du visage. Les infections sont bien moins courantes dans ce type de chirurgie faciale.
Les chirurgiens confédérés réalisent des interventions similaires.
Une fois, les soldats rentrés chez eux, des chirurgiens civils prennent la relève et effectuent des interventions identiques. Bien que les techniques chirurgicales développées par les chirurgiens militaires durant la guerre sont devenues des pratiques courantes dans la médecine civile après la guerre, la chirurgie esthétique ne s'organise véritablement en spécialité qu'en 1921.
Au moins 22 chirurgiens civils réalisent des actes chirurgicaux reconstructeurs sur les soldats blessés. L'un d'entre eux, Gurdon Buck, est considéré comme un des pères de la chirurgie esthétique moderne.

---

[138] Cf. Anonyme, « Obituary Dr James E. Garretson », in *Dental Cosmos*, 1895; 37: 977-979.
[139] Cf. Bollet Alfred Jay, 2002, pp. 177-178.

Diplômé de l'université de médecine et de chirurgie de New York, Buck opère à l'hôpital de New York. Il est l'un des premiers chirurgiens à prendre des photos de ses patients. Après la guerre, il écrit d'ailleurs une monographie de ses expériences *Contributions à la chirurgie réparatrice* (1876). Cet ouvrage inclut des cas datant de la guerre de Sécession[140].

Le cas de Carlton Burgan[141]

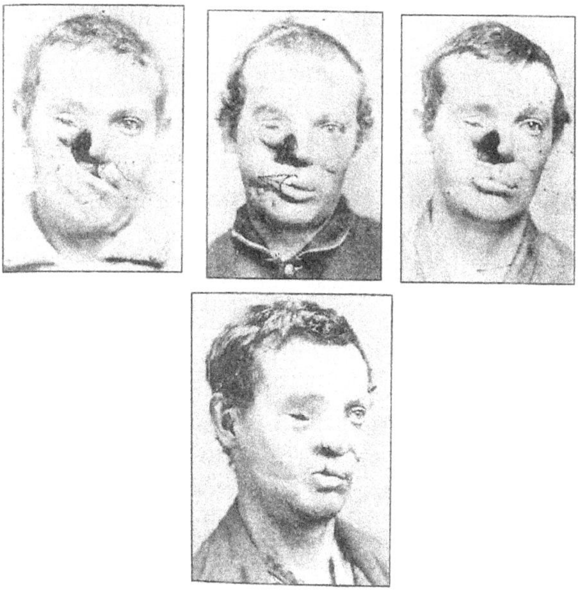

Le cas de Carlton Burgan, un soldat du Maryland, figure bien en évidence dans le livre de Buck, dont il est le premier cas documenté.
Burgan est admis dans un hôpital militaire de Frederick dans le Maryland, le 4 juillet 1862. Il souffre, pense-t-on alors, de fièvre typhoïde[142]. Alors qu'il est à l'hôpital, une tache de putréfaction noire apparaît à la base de ses dents, au niveau de sa première prémolaire supérieure droite. Accompagnée d'une

---

[140] Cf. Bollet Alfred Jay, 2002, pp. 177-178.
[141] Cf. Archives & Specials Collections, A.C. Long Health Sciences Library, Columbia University, 2005, © C. U.
[142] Cf. Bollet Alfred Jay, 2002, p. 179.

odeur fétide et désagréable, cette zone de tissu mort s'étend vers la joue et sur le palais. Les deux prémolaires et la canine tombent et la tache s'étend jusqu'à la moitié droite de la lèvre supérieure, aux parties adjacentes de la joue et au côté du nez. L'os maxillaire droit tout entier se putréfie.
Pendant les mois qui suivent, les traitements réduisent ce défaut de moitié et le 31 décembre 1862, le patient est admis à l'hôpital de New York pour des soins chirurgicaux.
Un dentiste lui confectionne un faux palais et de fausses dents en ébonite. Burgan peut dès lors manger et parler presque normalement. Le Dr Buck effectue alors une série de cinq opérations, prélevant et adaptant des morceaux de peau du front pour recréer le côté du nez et de la joue. Le patient avoue être très satisfait du résultat final.
La chirurgie reconstructrice que pratique le Dr Buck se révèle extrêmement bénéfique. Il retire les tissus scarifiés et reconstruit des mentons, des lèvres, des nez, des joues et des paupières en plaçant des morceaux de peau prélevés sur le front et d'autres régions intactes, aux endroits nécessaires, en préservant méticuleusement l'irrigation sanguine. Buck opère les patients plusieurs fois sur une période de six mois ou même plus. Ces délais[143] permettent à l'organisme d'approvisionner ces nouveaux tissus en sang. Afin de minimiser les cicatrices, il multiplie les minuscules sutures et pose des pansements postopératoires.

La réédition du *Journal médical et chirurgical* des Etats confédérés fait état d'un cas similaire[144]. Il concerne le soldat W. N. Wyatt du 1er régiment d'infanterie de Virginie. Il est blessé au visage le 13 septembre 1863, par un fragment d'obus. Sa mâchoire inférieure est fracturée et décrochée depuis la 1ère molaire droite jusqu'à l'angle gauche de la mâchoire. Sa langue est gravement lacérée. Il en va de même des tissus des joues et de la lèvre inférieure. Le patient est mis au repos jusqu'en janvier 1864, date où l'opération chirurgicale de restauration débute. De la peau est prélevée sur la nuque et est utilisée pour recréer la lèvre inférieure et la jointure de la bouche. Du fil

---

[143] Cf. Bollet Alfred Jay, 2002, pp. 177-178.
[144] Cf. Dammann Gordon, 1984, pp. 16-17.

d'argent sert aux sutures. L'intervention se déroule sans anesthésie. Le 1er mars 1864, le malade quitte l'hôpital et retourne chez lui[145].

Tableaux statistiques récapitulatifs des différentes blessures rencontrées sur le crâne (Wilbur, (1998)).

Wilbur (1998) recense 483 blessures au sabre ou à la baïonnette ayant causé des blessures sur le crâne pendant la guerre de Sécession[146].

- Sabre (428 au total)

Emplacement de la blessure	Nombre total de cas	cas	Guérisons	Morts	Indéterminé	Mortalité
Blessure du cuir chevelu	300	282	276	6		2,1
Fracture du crâne	55	49	36	13		26,5
Blessure au visage	64	37	33	1	3	2,9
Blessure au cou	9	5	4		1	

- Baïonnette (55 au total)

Emplacement de la blessure	Cas	Guérisons	Morts	Indéterminé	Mortalité
Blessure du cuir chevelu	18	16	2		11,1
Fracture du crâne	6	1	5		83,3
Blessure au visage	27	22	1	4	43,4
Blessure au cou	4	3	1		25

Evidemment, Wilbur ne fait qu'une étude très sommaire. Il omettrait trop de cas pour accepter que cette investigation soit exhaustive. Malheureusement, l'auteur ne précise pas, ni ses objectifs, ni le référent (de comparaison) qui lui permet d'effectuer ce recensement qui semble très incomplet.

145 Cf. Dammann Gordon, 1984, pp. 16-17.

146 Cf. Wilbur Keith C., *Civil War Medicine 1861 – 1865*, The Globe Pequot Press, Guilford, Connecticut, 1998, pp. 102, 104.
L'auteur signale que: *« ... Seulement dans le cas de blessures par balle, les chirurgiens de l'Union ont trépané 196 soldats. 110 sont morts* (p. 71). »

Le scorbut au sein des armées

Le scorbut débute au niveau des gencives par une tuméfaction violacée des languettes gingivales, alors que le fond de la muqueuse est rose pâle. Puis, les languettes deviennent hypertrophiques, décollées, fongueuses (=spongieuses), saignant au moindre contact, empêchant l'alimentation, accompagnée d'une salivation abondante, sanieuse (=purulente), fétide et de douleurs assez vives. Cette hypertrophie augmente, engainant les dents d'un tissu fongueux, violacé. Au palais, apparaît un bourrelet oedémateux, ecchymotique, en arrière des incisives et canines, tandis que sur la muqueuse palatine et vélaire, on voit des suffusions sanguines en placard, ou sous forme de pigments purpuriques. Puis, au niveau du rebord gingival, surviennent des ulcérations à fond grisâtre, nécrotique et parfois, hémorragique, qui s'étendent sur la muqueuse voisine et dénudent l'os alvéolaire. Les dents s'ébranlent peu à peu et tombent. Les douleurs sont intenses, les hémorragies et la salivation abondantes, l'haleine fétide. De nombreuses infections buccales ont évolué très souvent vers des abcès juxta-dentaires et des phlegmons péri-maxillaires. Le malade très amaigri, anémié, atteint d'hémorragies cutanées sous forme de purpura, meurt dans l'adynamie avec des troubles rénaux et cardiaques[147].

Depuis la fin du XVIIIème siècle, les mécanismes de guérison scorbutique sont parfaitement connus. James Lind (1716-1794), médecin écossais et pionnier de l'hygiène dans la marine royale britannique, a mené ce qui est considéré aujourd'hui comme un des premiers tests scientifiques. Embarqué à bord du vaisseau de sa Majesté, le *Salisbury*, le 20 mai 1747, ayant divisé un groupe de 12 marins atteints du scorbut en six groupes de deux,

[147] Cf. Riaud Xavier, *Pathologie bucco-dentaire dans les camps de l'Allemagne nazie (1941-1945)*, Thèse Doct. Chir. Dent., Nantes, 1997.

il administre à chacun, différentes substances : du cidre, de l'élixir de vitriol, du vinaigre, une concoction d'herbes et d'épices (laxative), de l'eau de mer, des oranges et des citrons[148]. Seul le dernier groupe ayant consommé des agrumes a rapidement guéri du scorbut, les stigmates de la maladie ayant disparu de la peau et des gencives en quelques jours. Il publie ses résultats en 1753. Mais, ce n'est qu'à partir de 1795, que la Navy suit les recommandations du médecin écossais en faisant distribuer du jus de citron vert sur tous les bateaux britanniques[149].

Par ailleurs, une étude a été réalisée par Bourgeois, dentiste militaire pendant la Première Guerre mondiale[150]. Elle s'est tenue pendant 22 mois sur les soldats d'un régiment territorial proche du front et pendant 8 mois sur ceux d'une division d'active. Il en expose les résultats au Congrès dentaire interallié qui s'est tenu à Paris en 1916. Il constate que *« l'alimentation trop carnée, la sédentarité qui empêchent les soins hygiéniques »* sont parmi les causes susceptibles de provoquer des troubles digestifs sérieux et des pathologies bucco-dentaires. Chez les premiers, les gingivites et les parodontites se sont multipliées. Chez les seconds, jeunes gens de 20 à 30 ans, une recrudescence des caries à évolution rapide est constatée générant des pulpites et des abcès dentaires invalidants. Bourgeois a de plus constaté qu'un régime alimentaire équilibré influe de manière incontestable sur les temps de cicatrisation post-extractionnelle[151].

Partant de ces symptômes et de ce constat, quelle a été l'ampleur prise par le scorbut et son influence sur les deux armées antagonistes au cours de la guerre de Sécession ?

---

[148] Cf. Lind James, *Traité sur le scorbut*, Ganeau (éd.), Paris, 1756.

[149] Cf. Lind James, *Mémoires sur les fièvres et sur la contagion lus à la Société de médecine d'Edimbourg*, Jean-François Picot (éd.), Montpellier, 1780.

[150] Cf. Bourgeois C., « Des lésions dentaires et buccales dans les formations de l'avant ; leur évolution au cours de la campagne. Amélioration et transformation possible du matériel en usage », in *Congrès dentaire interallié 1914-1917*, G. Villain (éd.), tome II, Paris, 1917, pp. 1179-1184.

[151] Cf. Bourgeois C., 1917, pp. 1179-1184.

Avant le conflit, cette maladie est déjà constatée au sein de l'armée à raison de 26,3 hommes pour 1 000. Pour lutter contre elle, le Congrès décrète une loi visant à approvisionner les soldats avec des légumes mixés et séchés. Les soldats les détestent tout de suite. Mais, transporter le nécessaire pour chaque homme se révèle vite d'une grande difficulté.
Au cours de la guerre, la pathologie survient au bout de deux à trois mois sans aliment reconnu comme antiscorbutique.
Une absence d'hygiène dentaire, parce que les brosses à dents sont rares, associée à une nourriture à base de viande bouillie ont contribué à l'apparition de cette maladie au sein des deux armées. Cette pathologie est si peu rencontrée chez les civils que les chirurgiens peinent à la diagnostiquer. C'est si vrai qu'elle est assimilée à d'autres pathologies, comme les diarrhées ou la dysenterie. Toutefois, ces derniers admettent vite qu'elle provient d'une carence indiscutable en aliments frais. Très vite, ils encouragent les soldats à manger des fruits et légumes. Les mêmes attachent une grande importance aux pommes de terre à qui ils attribuent une grande valeur antiscorbutique. Quand il s'avère que l'approvisionnement en pommes de terre serait insuffisant, le gouvernement demande alors aux scientifiques de fabriquer des pommes de terre desséchées. Les soldats les détestent, mais les médecins leur accordent aussitôt une grande valeur nutritionnelle. Cependant, les praticiens ne s'expliquent pas pourquoi le scorbut se manifeste tout de même dans leur régiment, malgré cette alimentation particulière[152].
De plus, dans les hôpitaux installés après les batailles de Wilderness (4-5 mai 1864) et de Spotsylvania (12 mai 1864) pour l'armée nordiste de Virginie, et ceux mis en place après les affrontements suite à la retraite de l'armée du Tennessee, de Dalton à Atlanta, de mai à juillet 1864, il est démontré qu'un soldat atteint de scorbut développe beaucoup plus facilement de la gangrène en cas de blessure grave[153]. De même, des problèmes de cicatrisation et de coagulation apparaissent[154].

[152] Cf. Adams Georges W., 1996, pp. 212-213.
[153] Cf. Cunningham H. H., 1986, pp. 206-208.
[154] Cf. Bollet Alfred Jay, 2002, pp. 189-191.

Les premiers cas observés au sein de l'armée de l'Union sont diagnostiqués en avril 1862. L'assistant chirurgien Dunster est le premier à les voir au sein des troupes du général McClellan. L'épidémie devient extrêmement sévère. Au cours des investigations qui suivent afin de déterminer la cause de son apparition, un constat s'impose : les hommes ne consomment pas leur ration de légumes desséchés. Hammond, le nouveau chirurgien général, ordonne alors que du jus de citron soit donné aux hommes[155]. Le 4 juillet 1862, le Dr John Letterman prend ses fonctions au sein du service de santé de l'armée de l'Union. Il remarque aussitôt les malades atteints d'avitaminose C et décide de réquisitionner tous les fruits frais, oignons, tomates, pommes de terre, etc. Le 16 août, la maladie disparaît.
Pour les deux armées, des flambées de scorbut ont lieu lors des sièges d'Atlanta, de Vicksburg et de Petersburg[156].
Les premiers cas observés de cette maladie au sein de l'armée confédérée le sont en janvier 1862. En 1863, le chirurgien Paul Eve signale l'apparition de cas graves de scorbut. Le général Beauregard en informe aussitôt le président Jefferson. La même année, les cas sont si inquiétants que certains prédisent une campagne catastrophique par la seule absence d'antiscorbutiques. Le général Lee demande le recensement des réserves alimentaires et ordonne aussi que des oignons, etc. soient distribués dans la ration des troupes. Malgré toute sa bonne volonté, cette mesure se révèle insuffisante. De nouveau, Eve s'alarme. En effet, les hémorragies secondaires à cette pathologie sont de plus en plus fréquentes[157].
Lors de la chute d'Atlanta en 1864, le taux de malades scorbutiques est à son apogée. Presque 5 cas sont répertoriés pour 1 000 hommes de troupe, alors qu'au début du siège, il est de 1,9 pour 1 000. Lorsque Sherman et ses hommes se mettent à chercher des aliments frais, le taux chute immédiatement de façon très nette[158]. Les rations alimentaires des compagnies sont souvent excédentaires par rapport aux besoins réels des troupes. L'excédent est souvent vendu, ce qui permet de constituer un

---

[155] Cf. Bollet Alfred Jay, 2002, p. 349.
[156] Cf. Bollet Alfred Jay, 2002, p. 351.
[157] Cf. Cunningham H. H., 1986, pp. 206-208.
[158] Cf. Bollet Alfred Jay, 2002, pp. 189-191.

fonds utilisé afin d'acheter du lait, du beurre, des fruits et des légumes, etc[159].
A Andersonville, célèbre prison sudiste, les prisonniers sont parqués dans des conditions proches de celles d'un navire, avec *« de la viande salée, une nourriture qui n'est pas variée et sans fruit frais. »* 9 501 cas sont répertoriés présentant tous les symptômes de la maladie avec un taux de mortalité à 90%. Le chirurgien John C. Bates, sous contrat, se souvient avoir donné une pomme de terre à un prisonnier, en lui conseillant de la manger crue comme antiscorbutique[160].
Le directeur médical sudiste Carrington, constatant le problème, décrète que des fruits doivent être administrés deux fois par semaine dans les hôpitaux, en période hivernale et qu'un antiscorbutique doit être donné en prison. Les journaux de l'époque démarchent leurs lecteurs en leur demandant de fournir à l'armée des *« pommes, pêches, poires figues, etc. qui constituent un apport nutritionnel important, mais aussi d'aliments contribuant au maintien de la bonne santé des troupes*[161]. *»* Malheureusement, au cours du conflit, les hommes ont faim la plupart du temps. La production du Sud est insuffisante et l'officier chargé de l'approvisionnement, le colonel Northrop, n'est jamais à la hauteur de sa responsabilité, qui est de faire parvenir des aliments là où ils sont requis[162]. Cet homme est vraisemblablement un de ceux qui a été le plus détesté de l'armée. Mais, d'autres problèmes voient le jour. Le système ferroviaire sudiste est lacunaire et ne facilite pas l'arrivée de la nourriture aux armées. De plus, avec la chute de Vicksburg, le gouvernement confédéré se retrouve coupé de ses alliés de l'ouest, là où fleurissent beaucoup de fermes. Sur le territoire accessible à Jefferson Davis, il n'y a pas assez de cultures pour pouvoir décemment se sustenter[163]. Il faut ajouter à cela certains officiers dont l'alimentation des troupes sous leur commandement n'a jamais été la priorité.
Les soldats eux-mêmes se mettent donc en quête de nourriture. Non content de chercher dans les bois, des herbes ou des

---

[159] Cf. Bollet Alfred Jay, 2002, p. 340.
[160] Cf. Bollet Alfred Jay, 2002, p. 344.
[161] Cf. Cunningham H. H., 1986, pp. 206-208.
[162] Cf. Bollet Alfred Jay, 2002, p. 341.
[163] Cf. Bollet Alfred Jay, 2002, p. 341.

plantes, la recherche s'accroît lorsque les hommes du général Lee font mouvement à Philadelphie. Pourtant, le général Lee n'a de cesse de réclamer des rations décentes pour ses hommes. Son armée ne reçoit du bacon, en moyenne, qu'un jour sur quatre. A l'inverse, l'armée du général Johnson, opposée à celle de Sherman dans le nord de la Géorgie, voit arriver par le Mississipi, un troupeau d'un millier de bœufs en 1864.
Un chirurgien note, à cette époque, que la seule limite à cette recherche résulte de l'intervention de certains officiers. Des médications à base de décoctions et d'acide citrique sont utilisées avec un certain succès au Winder Hospital notamment. Les chirurgiens de l'armée de Sherman encouragent les hommes à manger les mûres trouvées sur leur chemin. Au début de l'été, ils parviennent à enrayer l'épidémie de scorbut de cette manière. Un chirurgien de l'Union réussit, en prison, à extraire l'acide tannique d'un morceau de chêne et s'en sert de remède antiscorbutique. Le chirurgien Eve emploie, quant à lui, du chlorure de potassium qui donne d'excellents résultats. Après la guerre, il affirme, à propos du scorbut : *« C'est une maladie tenace et obstinée qui réclame un traitement au long cours, mis en place pour éprouver l'organisme*[164]*. »*
Le général Lee ayant combattu la plupart du temps sur les terres sudistes peut compter sur l'aide des habitants des villes que ses troupes traversent. Dans les zones où les combats sont moins importants, ce soutien est primordial et quantitativement important. Dans sa marche vers la mer en 1864, vers Atlanta, Sherman permet à ces hommes de vivre sur les campagnes et leurs productions agricoles. Ils ont souvent à manger à profusion[165].
Sur la mer, à cause du blocus, l'essentiel du temps, l'avitaminose C fait des ravages considérables. A bord des deux vaisseaux blindés, l'USS Monitor pour le Nord et l'USS Merrimac pour le Sud, qui se sont livrés un combat resté célèbre, des cas de scorbut sont constatés dus à l'absence de nourriture fraîche[166]. D'ailleurs, le 17 janvier 1862, le secrétaire fédéral de la Marine sudiste écrit au secrétaire du Trésor afin de

[164] Cf. Cunningham H. H., 1986, pp. 206-208.
[165] Cf. Bollet Alfred Jay, 2002, p. 341.
[166] Cf. Bollet Alfred Jay, 2002, p. 341.

lui demander la permission que les hommes de la Navy aillent se procurer au sol chez les habitants du Sud, les aliments antiscorbutiques dont ils ont grand besoin. Le 9 août 1863, c'est au tour de l'amiral Dahlgren, commandant à la flotte, de réclamer, dans les rations de ses marins, davantage *« de légumes frais cueillis du jour, de la viande fraîche ou salée, des oignons, des citrons, des pommes de terre, etc*[167]*. »* De nombreux commandants de vaisseaux font le même constat. Dans la marine, le problème du scorbut, ses conséquences et ses traitements sont bien connus. Aussi, paradoxalement, n'y a-t-il eu aucun cas recensé de mortalité scorbutique dans la marine américaine, l'épidémie ayant pu être enrayée à temps[168].

Du 1er juillet 1863 au 30 juin 1865, il est recensé une moyenne de 66 cas de scorbut pour 1 000 hommes de troupe chez les hommes noirs. Dans le même temps, du 1er juillet 1861 au 30 juin 1865, il n'est observé que 1,3 cas pour 1 000 hommes de troupe chez les soldats de couleur blanche[169].

Affaiblissant les défenses immunitaires, le scorbut se révèle aussi un allié formidable des maladies infectieuses de tous genres[170]. Il ne faut pas oublier que l'avitaminose C est souvent associée à d'autres pathologies, ce qui rend difficile son objectivation[171].

Les médecins de l'Union diagnostiquent 46 000 cas de scorbut. 771 cas sont mortels[172]. Au sein de l'armée confédérée, le nombre de cas est nettement supérieur.

Son incidence est importante. En effet, du fait des difficultés d'approvisionnement et de la destruction fréquente des rails de chemin de fer empêchant les trains de se rendre où ils sont attendus, des offensives sont ainsi retardées, voire rendues impossibles. Ainsi, l'armée du Potomac sous le commandement du général McClellan voit le scorbut se développer fortement peu après la bataille de Fair Oaks qui se finit le 1er juin 1862. Les troupes n'ont plus de ravitaillement pendant près de six mois. L'épidémie est galopante. Tout le temps où l'armée reste

---

[167] Cf. Bollet Alfred Jay, 2002, pp. 352-358.
[168] Cf. Bollet Alfred Jay, 2002, pp. 352-358.
[169] Cf. Bollet Alfred Jay, 2002, pp. 189-191.
[170] Cf. Bollet Alfred Jay, 2002, pp. 189-191.
[171] Cf. Bollet Alfred Jay, 2002, pp. 189-191.
[172] Cf. Bollet Alfred Jay, 2002, pp. 352-358.

dans la péninsule, près de 20 000 soldats sont alités. Quand les légumes frais arrivent, il est trop tard. 2 000 d'entre eux sont renvoyés par les chirurgiens du 4ème corps à la Commission sanitaire. Son armée étant si affaiblie, McClellan ne peut pas poursuivre son avancée vers Richmond octroyant ainsi un délai salvateur pour les armées sudistes[173].

Il convient de dire un mot, pour en finir avec cette maladie, sur l'action de la population civile, plutôt féminine d'ailleurs, à l'énoncé de la survenue du scorbut chez leurs fils enrôlés dans l'armée de l'Union. La plupart des mères ont toujours su l'importance du régime alimentaire sur la santé. Très vite, elles réagissent en formant des sociétés d'aides et nombre d'entre elles entrent dans la Commission sanitaire de l'Union. Quand le désastre de la campagne péninsulaire de McClellan, en 1862, est connu, elles concentrent toute leur attention sur l'obtention de fruits et de légumes que l'armée ne peut avoir. Les oranges et les citrons font partie de ceux-ci. Une d'entre elles, Mary Livermore, se bat pour récupérer un maximum de pommes de terre et d'oignons, aliments antiscorbutiques d'excellence. Elle n'hésite pas à solliciter les enfants à l'école. Des slogans sur son autorité voient ainsi le jour *« Plutôt que d'envoyer une lettre d'amour à votre époux, envoyez-lui un oignon. »*
Des sociétés d'aides financent des wagons pour chercher ces légumes chez les voisins, les fermiers, les femmes esseulées, etc. Elles s'assurent par la suite qu'ils rejoignent bien les troupes de l'Union. Sous l'injonction de Mary Livermore, une *« flotte de la pomme de terre »* s'organise sous le commandement de Mme Hoge, membre de la Commission sanitaire de l'ouest, pour approvisionner l'armée du général Grant. La même Livermore met en place également une vente de charité à Chicago pour récupérer de l'argent destiné à soutenir la Commission sanitaire et l'envoi de nourriture aux troupes. Grâce à l'aide des 110 000 habitants de cette ville, le 27 octobre 1863, un convoi de 100 wagons contenant des pommes de terre, des oignons, des betteraves, du chou, des barils de cidre et de bière peut se mettre en marche. Les spectateurs applaudissent. Les journaux font leurs gros titres de

[173] Cf. Bollet Alfred Jay, 2002, pp. 352-358.

cette histoire, donnant des exemples touchant des dons admirables permettant l'accomplissement de cette démarche humanitaire. L'engouement de la population est si important que, pendant les 14 jours suivants, des dons continuent à affluer en quantités considérables. Livermore en assure le transport jusqu'aux armées concernées[174].

---

[174] Cf. Bollet Alfred Jay, 2002, pp. 359-360.

Les difficultés de la manufacture dentaire Brown & Hape

Si le Sud ne dispose d'aucune école dentaire, ni de revue spécialisée, s'il n'y existe qu'une seule société dentaire en Géorgie créée en 1859, composée de 11 membres, la compagnie de Brown & Hape, basée au 30 Whitehall Street, à Atlanta, est la seule société en activité dans le secteur des plombages en or et du matériel dentaire. Elle est fondée en 1860 par Brown et Samuel Hape d'Hapeville en Géorgie, les deux hommes prévoyant un manque prolongé de matériel dentaire. En octobre de cette année-là, ils informent leurs clients qu'ils ont reçu un assortiment de dents et d'instruments provenant du Nord, *« vendus aux prix en vigueur à New York et à Philadelphie*[175]. *»*

C'est sous son influence qu'en mai 1860, paraît le premier exemplaire d'un journal *The Southern Dental Examiner* édité par le Dr J. P. H. Brown[176] de l'entreprise du même nom. Ses éditeurs affirment que : *« Les dentistes du Sud ont besoin d'un média à travers lequel ils peuvent s'exprimer et échanger leurs opinions... »*
Pourtant, il y a peu de parutions.
Après seulement trois mois de guerre, les éditeurs se retrouvent en mauvaise posture. La plupart des revues professionnelles ont suspendu leur parution.
En juillet 1861, la revue publie un message destiné à ces souscripteurs.

« Etant donné que beaucoup de nos souscripteurs sont dans l'armée et que les abolitionnistes ont coupé toutes nos communications avec nos rédacteurs en chef, nous en sommes venus à la décision de réduire la parution à tous les deux mois au moins jusqu'à la fin de cette guerre injuste. Nous offrirons à nos

[175] Cf. Brown J. P. H. & Hape S., « Business notice », in *Southern Dental Examiner*, 1860; 1: 95.
[176] Cf. Schwartz Laszlo, 1945, pp. 37-42.

souscripteurs, la même quantité de lecture que nous le faisions auparavant. Bien que nous soyons présents dans l'armée, nous n'avons pas et ne suspendrons pas la fabrication de dents, plombages et matériels nécessaires à la profession. Nous les vendrons au prix le plus bas qu'il nous sera permis.
Brown & Hape »

En janvier 1862, le magazine annonce : *« La parution de ce numéro a été inévitablement retardée par les difficultés rencontrées pour trouver du papier sur lequel l'imprimer. »*
Ce numéro paraît en mars et il est le dernier[177]. Son éditorial est un appel à l'enrôlement des dentistes au sein de l'armée confédérée[178].
En janvier 1861, la firme apprend à ses clients *« qu'en raison de la dévaluation imminente de l'argent sudiste, excepté celui de Géorgie, ceux qui passeront commande devront payer en fonds géorgiens, en or ou en argent*[179]*. Les profits sur les feuilles d'or sont si minimes qu'il ne nous est pas possible d'être payés avec un argent dévalué, d'où notre souhait d'un paiement « or contre or » ou avec l'équivalent en fonds bancaires. De même, le paiement sera-t-il fait à la commande avant donc que nous envoyions les produits. »*
Un mois après le bombardement de Fort Sumter, la dentisterie est déjà prise dans la spirale de l'inflation comme l'atteste cette note spéciale en date de mai 1861[180].
« L'or a déjà pris 10 % à Atlanta et nous sommes donc dans l'obligation de demander à notre chère clientèle de nous payer en or ou en argent pour les plombages en or ou les dentiers. Si ce n'est pas le cas, nous serons obligés de déduire 10 % de leur valeur aux billets de banque. Pour les autres fournitures, les billets émis par toutes les banques solvables de Géorgie, du Tennessee et de Louisiane, seront acceptés à leur juste valeur. »
Ce n'est malheureusement qu'un début. A la fin de 1864, le prix de l'or de plombage est monté à 64 $ en pièces d'or pour 1

---

[177] Cf. Brown J. P. H., « To our readers », in *Southern Dental Examiner*, 1862; 2: 107.
[178] Cf. Brown J. P. H., « Dental surgery in the army », in *Southern Dental Examiner*, 1862; 2: 127.
[179] Cf. Brown J. P. H. & Hape S., « Business notice », in *Southern Dental Examiner*, 1861; 1: 152.
[180] Cf. Schwartz Laszlo, 1945, pp. 37-42.

once, soit une augmentation de 130 %. En monnaie confédérée, cela équivaut à 3 840 $.
Les problèmes de Brown & Hape ne font pourtant que commencer. En effet, très vite, ils rencontrent un cruel manque de main-d'œuvre.
Un peu moins d'un an après la déclaration des directeurs de l'entreprise de ne pas suspendre leurs activités, une nouvelle loi sur la conscription menace d'enrôlement dans l'armée, tous leurs employés. Le 6 mai 1862, les propriétaires adressent une lettre au ministre de la Guerre à Richmond en Virginie.

« Cher Monsieur,
Depuis la ratification de votre Loi sur la Conscription, les plus éminents praticiens dentaires de la Confédération nous ont prié de vous faire parvenir cette pétition demandant l'exemption de service militaire pour les employés de notre fabrique nécessaires à assurer le bon fonctionnement de celle-ci. Nous nous permettons de vous informer que cette entreprise est la seule dans ce domaine dans toute la Confédération et que, par conséquent, si nous venons à cesser notre activité, les dentistes de la Confédération devront en faire autant, laissant ainsi les dents de leurs patients pourrir.
Dans la période difficile que nous connaissons, la fabrication de matériel dentaire n'est pas une affaire banale. Les ouvriers qualifiés sont très difficiles à trouver. Nous avons, de plus, dépensé beaucoup d'argent pour former du personnel compétent et mettre en place des installations adéquates pour fabriquer du matériel dentaire au cours de cette dernière année.
Nous pouvons affirmer que notre outillage pour l'or est le plus complet dans toute la Confédération. Nous avons réduit nos effectifs au maximum et chaque nom cité pour exemption sur cette pétition est celui d'un ouvrier irremplaçable, car, dans l'état actuel des choses, aucun ouvrier aux compétences similaires ne peut être trouvé.
Ayant l'intime conviction que, en fournissant du matériel à une profession nécessaire au confort et à la santé de notre Confédération[181]*, nous accomplissons une bonne action et contribuons à l'indépendance de notre Etat, nous vous adressons très respectueusement cette pétition ainsi qu'une lettre signée par d'éminents dentistes de notre Confédération.*
Nous vous prions de croire que les signatures jointes à cette pétition nous sont parvenues dans ce but.
Nous espérons que cette pétition sera entendue et que nous, ainsi que les deux ouvriers mentionnés, serons exemptés de service militaire.
Il est d'une importance capitale pour nous que vous fassiez le nécessaire dans les plus brefs délais.
Avec tous nos respects,
Vos dévoués serviteurs,

Brown & Hape »

[181] Cf. Schwartz Laszlo, 1945, pp. 37-42.

La pétition mentionnée en date également du 6 mai 1862 est la suivante.

« A l'attention de l'honorable ministre de la Guerre, Richmond, Virginie.
Nous, les soussignés, dentistes des Etats confédérés d'Amérique[182]*, vous informons respectueusement que la fabrique de plombages en or et de matériel dentaire des Messieurs Brown & Hape d'Atlanta, Géorgie, est la seule fabrique de la sorte dans la Confédération et que, si cette entreprise vient à cesser son activité, nous ne pourrons plus nous procurer le matériel nécessaire à notre exercice et nous nous verrons donc obligés de laisser les dents de nos patients décrépir.*
Au nom de l'humanité que nous avons pour nos patients, il nous semble être de notre devoir de vous adresser humblement et prestement cette pétition pour l'exemption des personnes requises au fonctionnement de cette fabrique.
Les professionnels de notre secteur sont tellement éparpillés à travers toute la Confédération qu'il aurait fallu des mois pour obtenir les signatures de tous sur une même pétition. Nous n'avons donc sollicité que les dentistes des grandes villes où les services des postes nous permettent un retour rapide. Ceci explique le nombre limité de noms sur cette pétition.
Nous demandons donc à l'honorable ministre de la Guerre, que soient exemptés de service militaire J. P. H. Brown et Samuel Hape, ainsi que l'ouvrier batteur d'or Oscar H. Blaisdell et l'ouvrier confectionneur de dents J. B. Bean, tous officiant dans la même fabrique de plombages en or et de matériel dentaire. Nous présumons que les mots « et autres fabriques » mentionnés dans la loi sur l'exemption font référence à des cas similaires.
Les pétitionnaires vous en seront éternellement reconnaissants.
Henry Huntington, D.D.S., Atlanta, Georgia
W. H. Gates, D.D.S., Atlanta, Georgia
J. B. Murphy, Atlanta, Georgia
E. Parsons, D.D.S., Savannah, Georgia
E. W. Robins, D.D.S., Savannah, Georgia
E. Henry, Savannah, Georgia
C. Henry, D.D.S., Savannah, Georgia »

Des pétitions identiques sont écrites par les dentistes de Columbia, de Caroline du Sud et de Charleston[183].
Le député de Géorgie Lucius J. Cartrell intervient à son tour pour soutenir la démarche de Brown & Hape.
Une lettre mérite une attention toute particulière. Celle de C. T. Cushman qui insiste sur les conséquences militaires du manque de soins dentaires.

---

[182] Cf. Schwartz Laszlo, 1945, pp. 37-42.
[183] Cf. Schwartz Laszlo, 1945, pp. 37-42.
Le ministre de la Guerre de la Confédération s'appelle G. W. Randolph.
D.D.S. : Doctor of Dental Surgery (Docteur en chirurgie dentaire).

« Le 1er mai 1862

Messieurs Brown & Hape
Atlanta, Géorgie
Je m'associe à la pétition demandant l'exemption de service militaire pour les ouvriers des fabriques d'or dentaire, pour cause de nécessité publique. Il est du rôle du gouvernement de les exempter, rien que pour le bien des soldats. Des milliers d'entre eux seraient incapables de servir leur patrie sans avoir reçu de soins pour leurs dents cariées. Je connais un officier qui a été récemment envoyé en permission simplement pour cette raison. Tout homme, soucieux de sa santé, consulte un dentiste avant de se rendre au combat où il sera extraordinairement exposé à ce niveau, ce qui pourrait entraîner d'horribles souffrances et handicaps.

C. T. Cushman
Columbus, Géorgie »

W. Leigh Burton témoigne que la mobilisation et l'union de la profession ont vu l'objet de cette demande récompensé.
« ...Suite à la rigueur de la conscription ratifiée par le Congrès, les gérants et les employés de cette fabrique ont été conscrits très rapidement. La manufacture a cessé son activité jusqu'à ce qu'interviennent le chirurgien général et tout le corps dentaire pour parvenir à les faire exempter de service militaire. A peine avaient-ils repris leur activité qu'ils ont été évacués d'Atlanta vers Augusta par les forces confédérées[184]*. Mais, la malchance ne s'arrêtant pas là, une de leurs fabriques, ayant reçu l'autorisation d'acheter du matériel et des machines à l'étranger, a vu sa cargaison faire naufrage en entrant dans un port sudiste. Le matériel n'a pas pu être récupéré. »*
C'en est dès lors fini de l'entreprise Brown & Hape.

[184] Cf. Schwartz Laszlo, 1945, pp. 37-42.

Mémoires d'un dentiste confédéré

Watkins Leigh Burton est né le 5 février 1830, à Chelsea, près de Richmond. Il commence son apprentissage chez le Dr John Wayt de Richmond et à l'âge de 22 ans, il rejoint la compagnie F du 21ème régiment d'infanterie de Virginie. Il sert notamment à Harper Ferry lors du raid de John Brown[185]. Le 30 avril 1861, le gouverneur de Virginie le recommande au grade de capitaine et d'assistant quartier-maître de la milice de Virginie stationnée à Fredericksburg. Le 13 mars 1862, Burton demande l'application des mêmes dispositions au sein de l'armée confédérée provisoire. Elles lui sont refusées[186]. Toutefois, il est décoré le 28 juin 1863. Une semaine plus tard, son avocat entame la procédure d'exemption qu'il obtient temporairement. Il retourne à son cabinet dentaire civil en attendant la décision de la Cour suprême de Justice qui doit rendre son verdict dans la supplique formulée par le Dr Hunter. Malgré tout, le statut du Dr Burton attire l'attention de l'inspecteur général du Bureau confédéré qui estime que sa requête ne dispose pas d'argument de poids. Par conséquent, l'incorporation du Dr Burton est réclamée le 12 février 1864. Le 15 février, le chirurgien général intervient en faveur du Dr Burton et réclame auprès du major Peyton, en charge de la conscription au camp Lee de Richmond, que son incorporation soit différée en raison des services rendus jusqu'à ce que le secrétaire d'Etat à la Guerre ait tranché. Le même jour, le même Moore écrit au général Samuel Cooper, l'adjudant et inspecteur général, afin de lui demander que Burton soit affecté à un hôpital en la qualité d'assistant hospitalier et soit assigné au bureau du chirurgien général, *« son*

[185] Cf. Schwartz L. L., « American dentists: Watkins Leigh Burton (1830-1892) », in *Ann. Dent.*, 1946-1947; 5-6: 54-59.

[186] Cf. US War Department, *The War of the Rebellion: A Compilation of the Official Records of the Union and Confederate Armies*, II, vol. 51, Gouvernment Printing Office, Washington D.C., 1897, pp. 54-55.

poids l'empêchant de servir en tant que soldat[187] *»*. Le 17 février, Burton est officiellement affecté au poste d'assistant hospitalier avec obligation d'en référer au chirurgien général. Le 21 du même mois, le Bureau de la conscription se plaint au Département de la guerre estimant que Burton joue sa carte personnelle et demande que ses statuts soient clairement définis[188]. Pour les clarifier, Moore écrit à Carrington, le directeur médical de Richmond, afin que Burton soit assigné comme suit :

« Dr W. Leigh Burton, dentiste, a été affecté en tant qu'assistant hospitalier à Richmond. L'information a été donnée aux chirurgiens des hôpitaux qui ont des patients qui nécessitent des soins dentaires de les regrouper certains jours de la semaine dans une pièce convenable afin que Burton puisse leur délivrer ses bons soins. Pour gagner du temps, les instruments seront fournis au Dr Burton[189]*. »*

Bien que son statut subisse diverses modifications dans les semaines qui suivent, Burton continue d'officier comme dentiste militaire. Apparemment, W. Leigh Burton a été le premier dentiste affecté aux hôpitaux de Richmond en mars 1864. Le 13 juin 1864, son affectation est confirmée par le Bureau de la conscription qui le met à disposition des hôpitaux de Richmond. Le même jour, Moore écrit à Carrington pour lui répéter ses recommandations quant à la situation particulière de Burton[190]. Devant la surcharge de travail que rencontre très vite Burton, le directeur médical Carrington alerte dès le 14 juin 1864, la direction des services concernés de l'hôpital de Richmond[191].

« Vous êtes priés de rassembler les patients de votre hôpital qui nécessitent une opération dentaire, un jour précis par semaine, dans un lieu adéquat et de

[187] Cf. Schwartz L. L., 1946-1947, pp. 54-59.

[188] Cf. Confederate States of America, *Special Orders of the Adjutant and Inspector General's Office, Confederate States*, 1864, n°40, par 26; 93-95 & n°100; par 22, 29: 266, 268.

[189] Cf. Schwartz L. L., 1946-1947, pp. 54-59.

[190] Cf. National Archives and Records Administration. Record Group 109. Surgeon General Moore to Surgeon Carrington. June 13, 1864. Letter. Microfilm Publication M 33, roll 42.

[191] Cf. Hodgkin William N., 1955, p. 650 & National Archives and Records Administration. Collected Record Books of Various Executive, Legislative, and Judicial Offices, 1860-1865. Record Group 109. Vol 364. Letters sent and received, medical director's office, Richmond, Va, 1864-1865. Carrington to various hospital directors. June 14, 1864. Letter. Entrée 3.

prévenir le Dr Burton sur la 8ème Franklin Street pour qu'il puisse être présent au moment donné et pratiquer les opérations requises. »

Burton a poursuivi son activité jusqu'à la fin de la guerre. Finalement, des soins dentaires systématiques ont été délivrés dans le grand complexe médical de Richmond et ont été étendus par la suite à tous les hôpitaux généraux.

Le Dr Burton se rappelle que : *« Très vite, l'or dentaire a manqué. Mais, ce n'est pas le seul produit qui a disparu*[192]*.*
Peu de temps après que les dentistes aient été assignés dans les hôpitaux, les limes sont devenues introuvables. Toutes les tentatives pour s'en procurer, malgré le blocus, ont échoué. Le département médical a donc décidé de tenter de les manufacturer sur place.
Je me souviens de la circulaire suivante :

Etats confédérés d'Amérique
Bureau du chirurgien général
Richmond, Virginie, 23 février 1865

Général,
Je me permets, avec tout le respect que je vous dois, de réclamer 1 kg de feuilles d'acier pour fabriquer des limes qui seront utilisées pour des opérations dentaires.
Veuillez recevoir ma plus profonde estime,

Votre dévoué serviteur,
S. P. Moore
Chirurgien général C. S. A.

Brigadier général Gorgas,
Directeur du Service du matériel,
Richmond

Bien qu'aucune lime n'ait jamais été fabriquée au Sud du Potomac, cette expérimentation a été un succès[193]*. Ces limes n'ont peut-être pas eu l'aspect ni la finition des limes Murphy, mais elles ont rempli admirablement bien leur tâche. Le kilo de feuilles d'acier mentionné ci-dessus a été requis pour la confection de limes pour les dents de devant. Grâce à cette initiative, les dentistes ont pu être régulièrement approvisionnés.*

---

[192] Cf. Burton Leigh W., 1868, pp. 440-448.
[193] Cf. Burton Leigh W., 1868, pp. 440-448.

Les patients admis à l'hôpital pour raison dentaire sont divisés en trois catégories : ceux venant du front, les convalescents et les malades.
Ceux venant du front sont invariablement soignés en priorité pour qu'ils puissent retourner au plus vite à leur poste. Ils entrent à l'hôpital spécialement pour subir une opération dentaire et sont renvoyés sur le front aussitôt l'intervention terminée. Bien que certains officiers aient déclaré que les hommes prétextaient le besoin de soins pour quitter leur poste et avoir une excuse valable pour flâner une journée en ville, ils l'ont payé généralement par la perte d'une ou de plusieurs dents. En réalité, il ne leur est pas permis de s'offrir du bon temps. En effet, à leur sortie de l'hôpital, ils sont pris en charge tout de suite par une escorte jusqu'à la Maison du soldat, puis par un prévôt qui les raccompagne à leur poste. Ces mesures apparaissent dures,- sans aucun doute nécessaires dans certains cas -, mais il n'est pas acceptable que des hommes tirent du bénéfice de leurs soins dentaires plutôt que de s'y soumettre. Beaucoup d'hommes ont refusé de se soigner les dents plutôt que de se plier à ces règles.
Les officiers, ou soldats, ne figurant pas dans le registre d'un hôpital, n'ont pas pu recevoir de soins dentaires que sous l'ordre spécial du directeur médical dont ils dépendaient. Il ne l'a jamais fait qu'en cas d'extrême urgence.
En voici le formulaire :

Bureau du directeur médical
Richmond……………1864

Le chirurgien-dentiste ………………admettra …………………………pour lui prodiguer des soins dentaires.
Ordre du directeur médical

Frans. D. Cunningham[194]
Chirurgien

Face à la dévaluation du dollar confédéré, le soldat payé 18 $ par mois ne peut évidemment pas se faire soigner les dents[195]. *Le Congrès a décrété alors la conscription des dentistes. Le chirurgien général a décidé aussitôt de mettre leurs compétences au service des soldats.*

---

194 Cf. Burton Leigh W., 1868, pp. 440-448.
195 Cf. Burton Leigh W., 1867, pp. 180-189.

Il est très difficile d'imaginer le piteux état des dents des soldats confédérés. L'immense majorité n'a pas reçu un examen dentaire depuis plusieurs années. Cette négligence ajoutée à un manque d'hygiène, au manque de brosse à dents et à la piètre nourriture qui leur est servie, n'a fait qu'accélérer la destruction de leurs dents.
Pour pratiquer des plombages, il est nécessaire de trouver un matériau applicable facilement et qui puisse au moins protéger la dent jusqu'à ce qu'on puisse le remplacer par de l'or. Le matériau le plus usuellement employé est l'amalgame.
Les opérations les plus courantes ont été les plombages, les extractions et les détartrages, – car avec l'absence d'hygiène buccale, le tartre s'est accumulé dans de grandes proportions, dans toutes les bouches –, l'ajustement de fractures des os de la bouche et le traitement des blessures au visage. Depuis mars 1864, date de première assignation d'un dentiste, le nombre d'opérations dépasse l'entendement. Une journée de travail consiste en 20 à 30 plombages, préparation de la cavité incluse, en l'extraction de 15 à 20 dents et en des détartrages à ne plus savoir les compter. Les dentistes dévitalisent de nombreuses dents, sauvant ainsi une multitude d'entre elles. Les produits employés à cet effet sont principalement de l'arsénieux, du créosote et du sulfate de morphine. Les travaux prothétiques ne sont pas autorisés, à l'exception des dents sur pivot qui sont permises.
En plus du rapport mensuel de chaque opération effectuée incluant la date, le nom du patient, son rang, son régiment, sa compagnie et bien sûr, l'opération en question, un résumé doit être ajouté détaillant le nombre de patients opérés, de dents extraites, de plombages posés, de dents détartrées, de fractures ajustées, des autres opérations et le nombre total d'opérations réalisées[196]*. Autour de Richmond, la réduction de la majorité des mâchoires fracturées s'est faite à la gutta percha. Après avoir replacé la mâchoire dans sa position normale, la gutta percha, ramollie avec de l'eau chaude, est appliquée sur les dents de la portion fracturée jusqu'aux dents stables. La bouche*

---

[196] Cf. Burton Leigh W., 1867, pp. 180-189.
Ce rapport doit être envoyé le 5 de chaque mois par le directeur médical de l'hôpital au chirurgien général.

est fermée. La gutta percha est retirée, plongée dans de l'eau froide pour la durcir et replacée ensuite. La fracture est ainsi maintenue. La mâchoire peut se reposer et le malade peut se nourrir. Le soldat Jas. H. Hutchinson, compagnie C, du 53ème régiment de Géorgie a été traité ainsi à l'hôpital Jackson. C'est aussi le cas du lieutenant Morehead de la cavalerie de Caroline du Nord qui a été accueilli à l'hôpital général n°10.
Parmi les patients des hôpitaux, le traitement des pulpes à vif a été très fréquemment réalisé et de nombreuses dents ont été ainsi sauvées. La pose de dents artificielles ne fait pas partie des opérations autorisées. Toutefois, des dents montées sur un pivot ont été posées ou réajustées. L'expérimentation de la chirurgie dentaire dans les hôpitaux a connu un tel succès que les dentistes ont été assignés aux points stratégiques de la Confédération. Le Bureau des conscriptions a été tellement convaincu de son importance que, bien que le manque d'hommes sur le terrain se soit fait cruellement ressentir, il ne s'est jamais opposé à l'assignation des dentistes dans les hôpitaux. Des milliers d'hommes peuvent attester des bienfaits de cette mesure[197]*. »*

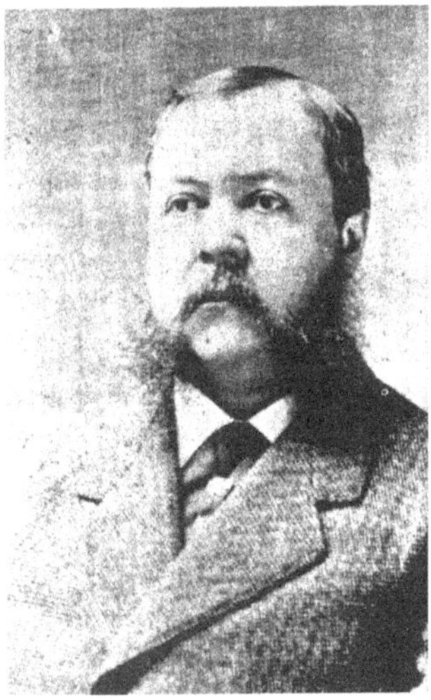

Dr Watkins Leigh Burton (1830-1892)[198].

[197] Cf. Burton Leigh W., 1867, pp. 180-189.
[198] Cf. Annals of Dentistry, 1946; 5-6: 55.

Simples soldats

Dans l'ensemble, beaucoup de dentistes ont servi dans l'armée, mais les actes de dentisterie réalisés ont souvent été officieux[199].

Un certain nombre d'entre eux ont apporté leurs instruments sur le terrain et ont fait tout leur possible pour soulager leurs camarades, lorsqu'ils en trouvaient le temps.

L'immense majorité des dentistes a été enrôlée comme simples soldats. Certains sont devenus assistants hospitaliers espérant tirer avantage de leur savoir médical et d'autres, titulaires d'un diplôme de médecine, ont été nommés chirurgiens ou assistants chirurgiens dans les régiments volontaires de l'armée régulière.

Quelques dentistes civils ont offert leurs services dans les différents camps d'entraînement de l'armée et enfin, d'autres n'ont commencé une formation dentaire qu'après la guerre.

Ainsi, en est-il de Basil Manly Wilkerson (1842-1910)[200]. Avant d'être diplômé de l'Ecole dentaire de Baltimore en 1868 et d'inventer un fauteuil dentaire en 1877 qui lui confère une notoriété internationale, Wilkerson est un cavalier confédéré de 1863 à 1865. Pendant cette période, il sert en tant que troisième sergent dans la compagnie K du 8ème régiment de la cavalerie d'Alabama. Son unité est présente en Alabama bien sûr, en Louisiane et dans l'Etat du Mississippi. Elle se bat à Lafayette en Géorgie où elle perd 105 hommes. En septembre 1864, 241 hommes sous les ordres de Wilkerson restent sur le champ de bataille.

---

[199] Cf. Hyson John Jr & Whitehorne Joseph, 1995, p. 55.
[200] Cf. Hyson John Jr & Davis Audrey, « Basil Manly Wilkerson: Dental Inventor Extraordinaire », in *J. Hist. Dent.*, Jul. 1999; 47(2): 61.

Le capitaine Charles E. Owen, son officier supérieur, se rend à Citronelle en Alabama, le 4 mai 1865, aux troupes du major général Edward Canby. Wilkerson est libéré le 14 mai 1865.
Le Dr Royal Varney est, quant à lui, un dentiste qui a exercé sur West Superior Street, à Cleveland, avant la guerre[201]. Il a obtenu son diplôme de médecine alors qu'il enseigne l'anatomie dentaire, un hiver, au Département médical de Western Reserve. Diplômé en dentisterie et en médecine, il s'engage dans le 31ème régiment volontaire d'infanterie de l'Ohio et est posté à Cumberland dans les troupes de Sherman. Il aurait semblé logique qu'il soit chargé de chirurgie maxillo-faciale dans un grand hôpital militaire. Il est en fait placé dans un poste de secours pour les blessés pouvant encore marcher où il enroule des bandages jusqu'à la fin du conflit.

Mais, une des carrières les plus surprenantes de toutes celles des soldats/dentistes de la guerre de Sécession est bien celle du Dr John Randolph Lewis (1834-1900).
Il naît à Washington, dans le comté de Erie en Pennsylvanie, le 22 septembre 1834. En 1849, âgé de 15 ans, il part apprendre l'art dentaire dans le cabinet de son oncle, le Dr John Lewis, à Buffalo dans l'Etat de New York. Après un apprentissage long de cinq années, il entre au Collège de chirurgie dentaire de Philadelphie en Pennsylvanie. Il obtient son diplôme en 1858. Peu de temps après, il rejoint le cabinet dentaire du Dr James Lewis à Burlington, dans le Vermont. Là, il suit les cours de l'université de médecine du Vermont et devient également docteur en médecine[202].
Le 20 avril 1861, John répond à la première demande de volontaires et quitte son cabinet de Burlington. Le 2 mai 1861, ce jeune homme de 26 ans s'engage comme soldat dans la compagnie H du 1er régiment d'infanterie du Vermont pour une durée de trois mois. Le 9 mai, il est promu sergent. Il sert avec son régiment à la bataille de Fort Monroe et à celle de Newport News en Virginie. Le 15 août, la période de trois mois prenant fin, son régiment est démobilisé. John Lewis rentre chez lui.

---

201 Cf. Callahan Kenneth, « A backward glance at Civil War surgery », in *Bull. Cleve. Dent. Soc.*, Dec 1966; 22(2): 14-16 & 21-23.
202 Cf. Hyson John Jr & Whitehorn Joseph, 1995, pp. 55-58.

Il se réengage aussitôt le 12 septembre 1861. Il est nommé capitaine de la compagnie I du 5ème régiment d'infanterie du Vermont et signe dans l'armée pour une durée de trois ans, le 16 septembre 1861. Très vite, il obtient une promotion. Il est choisi comme major pour remplacer le major Redfield Proctor qui quitte ses fonctions pour cause de maladie, le 16 juillet 1862, au détriment de cinq autres capitaines qui votent tous pour lui, d'ailleurs. Lewis retrouve, dès lors, le commandement de son régiment. Quand le colonel Lewis A. Grant accède au poste de général de brigade en février 1863, il recommande John Lewis pour le grade supérieur. Le lieutenant-colonel Lewis est un *« commandant compétent et apprécié »* de ses hommes. Son supérieur, le colonel Grant dit de lui : *« C'est un officier modèle, fidèle à son devoir, obéissant aux ordres, d'une discipline stricte et vaillant dans l'action. »*
Le Dr Lewis devient colonel, le 5 juin 1864.
Il prend part à toutes les actions de son régiment jusqu'à l'obtention de cette promotion. Il se bat à Lee's Mill, Williamsburg, Golding's Farm, Savage's Station et White Oak Swamp en Virginie, à Crampton's Gap dans le Maryland, à Fredericksburg, Marye's Heights, Salem Heights, Second Fredericksburg en Virginie, à Gettysburg en Pennsylvanie, à Funkstown dans le Maryland et à Wilderness en Virginie.
Le 30 juin 1862, lors de la bataille de White Oak Swamp, en Virginie, le colonel Lewis est touché à la jambe droite par un fragment d'obus. Pendant la bataille de Wilderness, il est blessé le matin du 5 mai. Son bras gauche est brisé par une balle de mousquet. Le soir même, le Dr Goodwin l'ampute. Le jour suivant, il est transporté par ambulance à Fredericksburg. Le voyage dure trois jours[203]. Trois jours de souffrance. Après plusieurs mois de repos à Buffalo dans l'Etat de New York, sa blessure n'est pas guérie. Le 18 juillet 1864, le Dr Hinkley rapporte que la plaie suppure toujours et que le malade souffre toujours. Le 14 août 1864, Lewis écrit à un ami du 5ème régiment du Vermont, le capitaine Barney : *« Mon bras ne va pas très bien, mais un chirurgien vétéran de l'armée s'occupe de moi désormais. Ma santé générale s'améliore tout doucement. »*

---

[203] Cf. Hyson John Jr & Whitehorn Joseph, 1995, pp. 55-58.

Le colonel Lewis est réformé de l'armée avec les honneurs, le 11 septembre 1864. Le jour suivant, il accepte sa nomination au grade de colonel du 1er régiment de réserve des vétérans. Il y sert comme membre du conseil d'évaluation des officiers jusqu'au 26 décembre 1864, puis il est attaché au conseil d'évaluation des candidats de ce corps d'armée jusqu'en mai 1865.
En juin 1865, il est envoyé en mission spéciale à Washington. En octobre 1865, il reçoit l'ordre de prendre les commandes du poste d'Elmira dans l'Etat de New York où le régiment en place a en charge des prisonniers confédérés. En mars 1866, il est inspecteur général dans l'équipe du général de brigade Clinton Fiske, à Nashville, dans le Tennessee. Il est libéré de ce poste avec les honneurs, le 31 mars 1867 et, le 1er avril, il accepte un poste de major dans le 44ème régiment d'infanterie. Il fait alors partie de l'armée régulière.
Ulysses S. Grant a parfaitement conscience de ce que coûte à Lewis, la perte de son bras. Il ne peut plus exercer la dentisterie. John devient inspecteur général dans l'équipe du colonel Caleb Sibley à Savannah, en Géorgie, jusqu'en 1869. Le 15 mars 1869, Lewis est remercié pour des raisons budgétaires[204].
Le 28 avril 1870, le colonel Lewis est mis à la retraite pour raisons médicales après neuf années de services.
Parmi ses nombreuses distinctions honorifiques, il convient de signaler qu'il reçoit le grade de général de brigade des volontaires de l'armée américaine, le 13 mars 1865, pour sa *« bravoure au combat »*. Il lui est conféré le brevet de lieutenant-colonel de l'armée américaine, le 2 mars 1867, pour *« bons et loyaux services »* à la bataille de White Oak Swamp, en Virginie et le brevet de colonel de l'armée américaine, le même jour, pour ses *« bons et loyaux services »* à la bataille de Wilderness.
Après la perte de son bras, le colonel Lewis n'est plus jamais le même. Il endure une souffrance permanente, poursuivi par des abcès qui se forment régulièrement au niveau de son moignon. Les drainages nécessaires pour le soigner l'affaiblissent beaucoup.
Le Dr John Randolph Lewis décède le 8 février 1900.

---

[204] Cf. Hyson John Jr & Whitehorn Joseph, 1995, pp. 55-58.

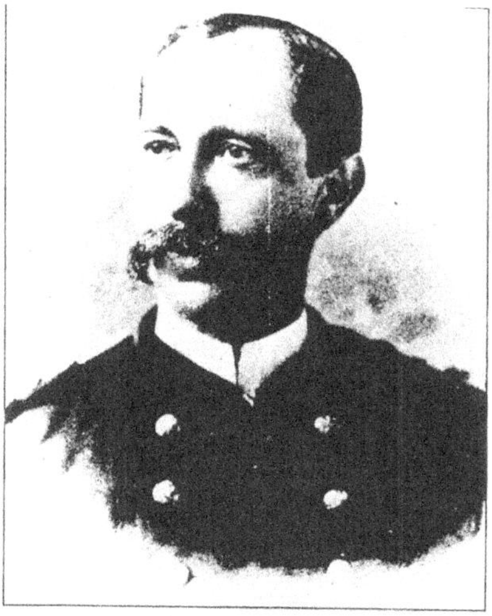

Dr John Randolph Lewis (1834-1900)[205].

De 1903 à 1915, le journal de l'American Dental Association (ADA) rend hommage à titre posthume à au moins 18 vétérans de la guerre de Sécession et à 3 chirurgiens[206]. Ces 21 hommes ont tous fait des études de chirurgie dentaire après la guerre. Il en est de même dans les *Transactions of the ADA* de 1884 à 1926. Les dentistes ont donc payé un lourd tribut. Les journaux dentaires fêtent leurs héros.

Dans le n°11 du volume 11 en date du 15 mai 1914 du journal de l'ADA, un hommage est rendu à d'autres.

- Des soldats de mérite : le chirurgien assistant hospitalier John W. Moffitt, Thomas W. Clements, le sergent A. H. Fuller, S. B. Prevost, W. L. Bridwell, Thomas Weston Pritchett, Wilbur F. Litch et le général Vines E. Turner.
- Des soldats qui se sont distingués et dont la tombe est décorée par un drapeau : le capitaine J. J. R. Patrick, le chirurgien W. Varney, le capitaine Joseph Morgan, le quartier-maître George Fish Keesee, le capitaine Robert Rollins Andrews, le major

[205] Cf. Military Order of the Loyal Legion of the United States, Washington D.C., 2005, © MOLLUS & cf. USAMHI, Carlisle, 2005.
[206] Cf. http://www.hti.umich.edu/d/dentalj/, University of Michigan, U.S.A., 2006 & cf. Cigrand Bernard J., « Memorial Day and Dental Practitioners », in *Am. Dent. J.*, 1914 May; 11(11): 118-119.

général Richard B. Winder, le sergent Theodore F. Chupein, le chef tambour « Charlie » C. Chittenden, Richard C. Mackall, le chirurgien sous contrat Hommer Judd, le colonel Edgar D. Swain et l'adjudant général H. J. McKellops.

Le même article cite des dentistes toujours vivants, tous soldats lors de ce conflit : le lieutenant Reuben Neal Lawrence, le sergent G. V. Black, le colonel Charles R. E. Koch, le chef musicien Rollin Breed Tuller, Charles Barnes, Laird Wilson Nevins, le chef trompettiste Walter H. Jackson, le lieutenant Thomas Gates Rix, l'adjudant général George Hart Brown et James McManus[207].

---

[207] Cf. http://www.hti.umich.edu/d/dentalj/, 2006 & cf. Cigrand Bernard J., 1914, pp. 118-119.

Dr Josephus Requa (1833-1910)

Josephus naît en 1833 dans le comté d'Ulster, dans l'Etat de New York[208]. A 14 ans, sa famille déménage à Rochester où le garçon devient l'apprenti de William Billinghurst (1807-1880), un armurier, et le demeure de 1849 à 1852. En 1853, Josephus se lance dans l'apprentissage de la dentisterie[209]. Deux ans plus tard, il exerce à Springwater dans le comté de Livingston, toujours dans l'Etat de New York. En 1858, il est de retour à Rochester et ouvre un cabinet dentaire dans la suite 903 du Wilder Building.

Le 29 juin 1861, un article paraît dans le *Rochester Daily Union & Advertiser*. Celui-ci relate qu'Albert Mack, employé du pénitencier du comté de Monroe, a suggéré au Dr Requa que l'armée unioniste avait besoin d'un fusil à tir rapide. L'article affirme que Requa s'est aussitôt penché sur la question, a dessiné un plan et l'a parfait avec son maître armurier William Billinghurst. Dès le 11 juillet, un modèle réduit est achevé. Après avoir reçu les félicitations des notables de Rochester, Requa et Billinghurst construisent un prototype de taille réelle dans l'armurerie dont le coût n'excède pas 500 dollars. La première mitrailleuse est appelée *« Requa Rifle Battery »*. Elle est constituée de 25 canons d'environ 65 cm montés sur une armature reposant sur un chariot à deux roues. Elle pèse 230 kg. Un chargeur de 25 cartouches est mis en place. Les 25 canons se déchargent d'une volée et trois hommes peuvent la recharger 7 fois en une minute, ce qui fait 175 coups par minute.

---

[208] Cf. Kling Warren, « The story of Dr Josephus Requa (1833-1910), a dentist, and his Civil War machine gun », in *The Friends of Mount Hope Newsletter*, vol. 19, n°4, Rochester, 1999, http://www.lib.rochester.edu, pp. 1, 2.

[209] Cf. Hyson John Jr & Requa De Francisco Margaret, *Dr Josephus Requa Civil War dentist and the Billinghurst-Requa Volley Gun*, Museum Restoration Service, Bloomfield, Canada, 1999.

L'ensemble peut être monté ou baissé pour ajuster la distance. Sa particularité est de faire osciller les canons sur un arc horizontal plus large, ce qui lui permet de couvrir une surface plus large. Placé sur un pont ou un chemin étroit, cette arme rend le passage impossible aux ennemis hypothétiques. Elle est très vite surnommée *« street sweeper*[210] *»*.

Après sa construction et les tests sur le prototype, Requa démarche auprès de l'armée de l'Union, en se rendant à Washington D.C., dans l'espoir de rencontrer le responsable du matériel militaire. Il obtient une entrevue avec le général Ripley qui le congédie très vite en expliquant que cette arme consomme trop de munitions et qu'à ce titre, elle coûte une fortune. Requa ne renonce pas et rencontre Abraham Lincoln, le 1er mai 1862. Le Président prend en charge l'affaire et assiste au test du fusil, le 12 mai 1862. Les résultats sont concluants.

Tous les efforts pour promouvoir son fusil commencent à peser financièrement au Dr Requa qui a déserté son cabinet dentaire depuis deux mois[211]. Malgré les tests qui se sont tous soldés par des résultats positifs, les commandes tardent. Les deux inventeurs se tournent vers Smith et Bradley, deux financiers qui finissent par accepter de débloquer les fonds nécessaires à la conception de la batterie de fusils Requa. Dès lors, des contrats sont signés avec Remington notamment.

Trente unités sont fabriquées à Troy, dans l'Etat de New York, par Parmenter & Bramwell et vingt autres sortent de l'armurerie de Billinghurst à Rochester. La machine infernale prend le numéro de brevet 36 448. Celui-ci est attribué à Requa et Billinghurst, le 16 septembre 1862, la veille de la bataille d'Antietam, une des plus sanglantes de la guerre de Sécession.

Le fusil entre en guerre. Albert Mack, devenu entre-temps capitaine de la 18ème batterie d'artillerie légère de New York, reçoit quelques modèles. Son unité opère de septembre 1862 à juillet 1865, engageant des actions en Nouvelle-Orléans, en Louisiane, à Port Hudson, à Mobile et à Montgomery en Alabama.

---

[210] *balayeur de rue.*

[211] Cf. Kling Warren, 1999, pp. 2-3.

La mitrailleuse participe à la reprise de Fort Sumter en 1863. Elle est employée également à Petersburg et à Cold Harbour en 1864.

Le Dr Requa, qui a été exempté, car il est enfant unique en charge d'un parent, s'engage en 1864, dans le 5ème régiment du 84ème de la Garde nationale de New York. Il est affecté à une prison de détenus confédérés à Elmira, dans l'Etat de New York. Il ne reste en service que 3 mois. Requa ne se considérera jamais comme un vétéran de la guerre de Sécession.

Après le conflit, la batterie de fusils Requa est remplacée par la mitrailleuse Gatlin et devient une pièce de musée.

Le Dr Requa est institué premier membre permanent de la New York State Dental Society en 1868. Il prend sa retraite en 1908, après 53 ans de pratique[212].

Son esprit inventif et sa persévérance ont joué un rôle important sur l'issue de la guerre de Sécession. Josephus Requa repose au cimetière de Mount Hope à Rochester.

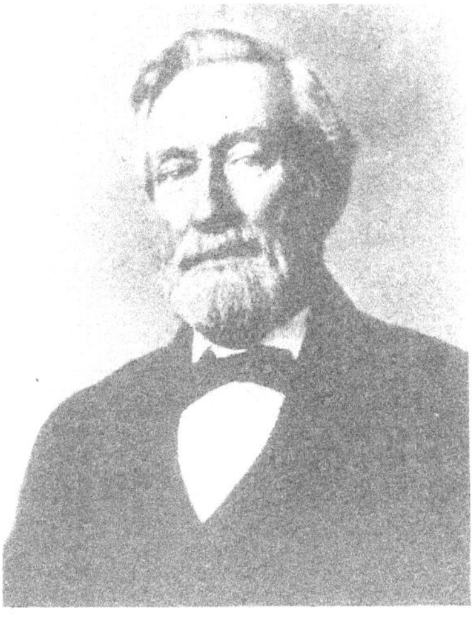

Dr Josephus Requa (1833-1910)[213].

[212] Cf. Kling Warren, 1999, p. 3.

[213] Cf. Hyson John Jr & Requa De Francisco Margaret, 1999, p. 4, © John Hyson Jr.

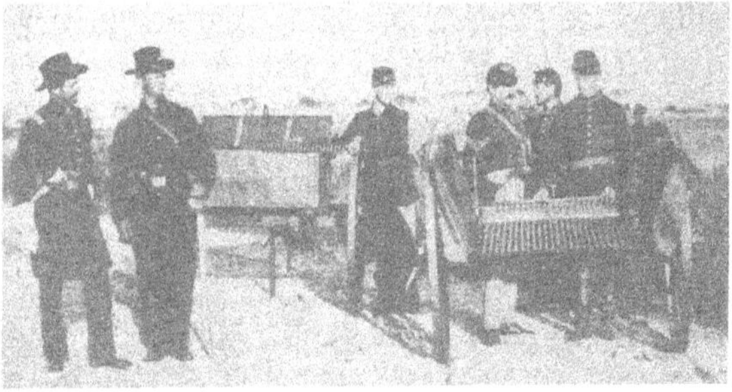

Batterie de fusils Requa commandée par les lieutenants Wheeler et Kingsbury, 33ème Illinois (1863)[214].

[214] Cf. Hyson John Jr & Requa De Francisco Margaret, 1999, p. 19, © John Hyson Jr.

Dr Edward Maynard (1813-1891)

Edward Maynard naît le 23 avril 1813, à Madison, dans l'Etat de New York[215]. Il renonce à entrer à West Point à cause d'un handicap physique. Avant 1835, il reçoit une formation dentaire en tant qu'apprenti et en 1836, il débute son exercice à Washington où il reste jusqu'en 1890. Pendant plusieurs années, son cabinet a, pour patients, plusieurs présidents et de nombreuses personnalités de la vie publique. Il devient un des membres fondateurs de l'American Society of Dental Surgeons dont il dessine l'emblème. En 1840, il est éditeur associé du journal de l'association et coéditeur en 1843. Le 18 février 1842, il est l'un des 18 premiers dentistes à recevoir le diplôme de docteur en chirurgie dentaire délivré par l'Ecole dentaire de Baltimore. Ses méthodes d'enseignement sont novatrices. Dès 1844, il recommande à ses collègues dentistes d'avoir des maquettes en verre transparent de toutes les dents dans lesquelles ils taillent des cavités de toutes sortes.
Dès 1845, il voyage en Europe. Il rencontre les rois de Suède, de Belgique, de Prusse et l'Empereur de Russie. Il ne reçoit qu'honneurs et distinctions.
Maynard meurt le 4 mai 1891, après avoir passé 55 ans de sa vie à utiliser son influence et ses contacts pour faire progresser la dentisterie.

Toutefois, Maynard laisse son nom à la postérité pour deux raisons : son action tenace pour la fondation d'un service dentaire dans l'armée et dans la marine américaine, ainsi que pour son rôle dans l'essor de petites armes qui sont très employées pendant la guerre de Sécession.

---

215 Cf. Hodgkin William N., « Edward Maynard : a progenitor of the United States Army and Navy Dental Corps », in *J. Amer. Dent. Assoc.*, 1941; 28: 1968-1978.

La première action menée par une association dentaire pour la création d'un corps dentaire d'armée est entreprise par la Western Dental Society, le 21 juillet 1858, dans l'Illinois. Mais, Maynard a déjà commencé depuis au moins quinze années à militer en ce sens[216]. Malgré des soutiens particulièrement influents comme le président Millard Fillmore et le ministre de la Guerre du gouvernement suivant, Jefferson Davis, il n'aboutit pas.

Aussi variées et remarquables qu'aient pu être ses contributions à la profession dentaire, Maynard est plus communément connu dans l'armée, pour ses prouesses dans le développement de petites armes.

En 1845, Maynard invente un système de ruban à amorces (brevet US 4 208)[217]. Cela consiste en un ruban enroulé avec 50 capsules fulminantes disposées à égale distance et en un mécanisme qui présente le ruban, une capsule à la fois, en face du percuteur. Le 21 janvier 1845, le ministre de la Guerre ordonne à ses généraux d'aller examiner ce système révolutionnaire. La conclusion ne se fait pas attendre. Le rapport envoyé au ministre, le 29 janvier 1845, est plus qu'élogieux : *« Au sujet du système du Dr Maynard, la commission est d'avis que le percuteur et les amorces sont construits selon une méthode qui pourrait être très utile à la construction des armes à feu en général ; que cet appareil est un produit de génie et accomplit beaucoup des buts fixés par son inventeur. »* Le 20 mars 1845, le Département de la Guerre négocie un contrat avec Maynard[218]. Plus de 100 000 armes à feu sont équipées de ce système à la suite de ce contrat. En 1859, ce sont 300 000 armes qui en sont équipées. Des armes obsolètes sont remises au goût du jour grâce à cette invention. D'ailleurs, l'approbation ministérielle du 3 octobre 1855 est sans équivoque : *« La recommandation d'essai est approuvée.*

---

[216] Cf. Hodgkin William N., 1941, pp. 1968-1978.
Le 11 février 1901, le Dr John Sayre Marshall devient officier supérieur et est le premier dentiste sous contrat. Mais, c'est le 3 mars 1911 qu'est officiellement établi le corps dentaire de l'armée américaine (Cf. King John, 2002, pp. 6, 7).

[217] Cf. Iverson Daniel, « The Civil War: three dentists who made a difference », in *J. Hist. Dent.*, 1998 Jul; 46(2): 85-88.

[218] Cf. Hodgkin William N., 1941, pp. 1968-1978.

Si, par la suite, il était jugé recommandé de réhabiliter les fusils à mousquet, à percuteur en pierre, il serait préférable d'établir un contrat avec l'inventeur plutôt que de le rémunérer et de récompenser son zèle et son intelligence qui l'ont conduit à cette invention. »

En 1854, la Navy commande 200 000 percuteurs Maynard. Mais, l'intérêt suscité par cette invention gagne également le vieux continent.

Au moment où l'invention de Maynard atteint son paroxysme par l'intérêt qu'elle déclenche, ce dernier dépose un brevet en 1851, *« d'amélioration aux armes à feu à chargement par la culasse »* (brevet US 8 126). Le chargement des fusils ne se fera plus par le canon, mais par la culasse. Une des caractéristiques de cette arme réside en son système pour empêcher les gaz de sortir de la culasse, un des principaux problèmes de ce dispositif dans les années 1850.

Un rapport du ministre de la Guerre, Jefferson Davis, du 4 décembre 1854, affirme que : *« L'expérience montre que cette nouvelle arme est au moins aussi efficace à une distance trois fois plus élevée*[219]*. »*

L'armée teste ce fusil en 1856, sur des distances comprises entre 100 et 500 mètres, et déclare que cette arme est la meilleure jamais utilisée à ce jour. En 1857, Maynard fonde la Maynard Arms Company[220]. De 1861 à 1863, peu d'hommes des troupes fédérales en sont pourvus. Les Etats du Sud, plus prévoyants, en ont équipé leurs milices dès 1860.

En 1861, la Maynard Arms Company brûle. Les Etats confédérés achètent 90 % des fusils sauvés de l'incendie. L'entreprise est reconstruite en 1863.

En 1863, Maynard dépose deux autres brevets : le n° 1 406 pour un mousquet de l'armée américaine à chargement par la culasse et le n° 252 580 pour un mousquet Springfield avec un mécanisme de culasse mobile[221].

Ce n'est qu'après la bataille de Gettysburg (1863) que le chargement par la culasse devient très répandu dans tous les différents corps d'armée. Pourtant, le fusil Maynard est un des

---

219 Cf. Hodgkin William N., 1941, pp. 1968-1978.

220 http://www.civilwarguns.com.

221 Cf. Hodgkin William N., 1941, pp. 1968-1978.

premiers à adopter ce système et est très demandé pendant la guerre de Sécession. 20 000 fusils sont commandés par le gouvernement fédéral et les tireurs d'élite sudistes l'utilisent beaucoup, surtout lors du siège de Charleston (1864). En 1862, un Géorgien, perché dans un arbre près de Savannah, a tiré sur un officier nordiste à une distance de 600 mètres et l'a tué[222].
Les confectionneurs de munitions du Sud continuent de fabriquer des cartouches pour le fusil Maynard jusqu'à la fin 1864. Une pénurie de matières premières arrête la production.
Cette arme survit au conflit et est produite jusqu'en 1890, en tant que fusil de loisir ou de chasse.

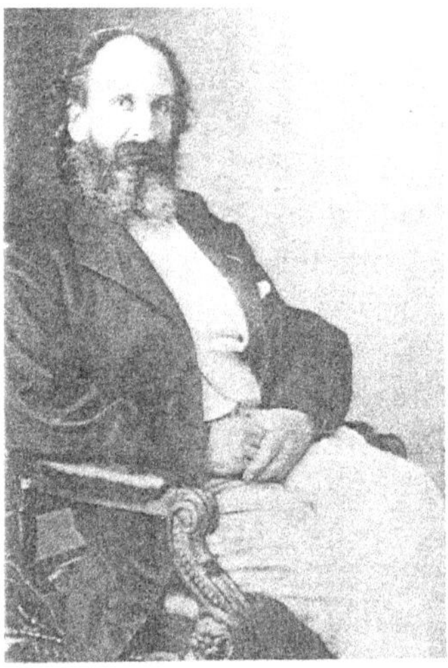

Dr Edward Maynard (1813-1891)[223].

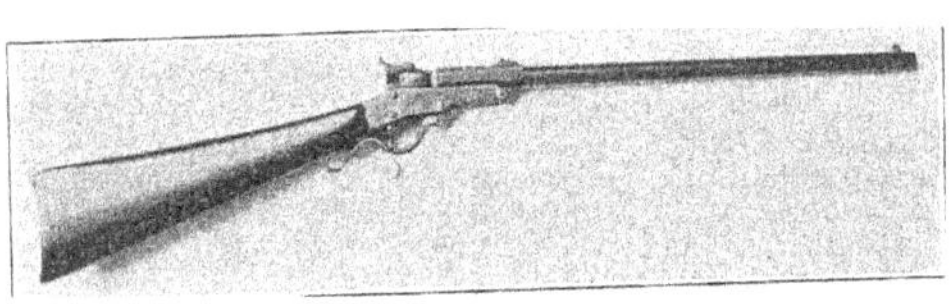

Le fusil Maynard.

[222] http://www.civilwarguns.com.
[223] Cf. Library of Congress, Prints and Photographs Division (reproduction number e.g. LC-USZ62-125022), Washington D.C., 2005, © Library of Congress.

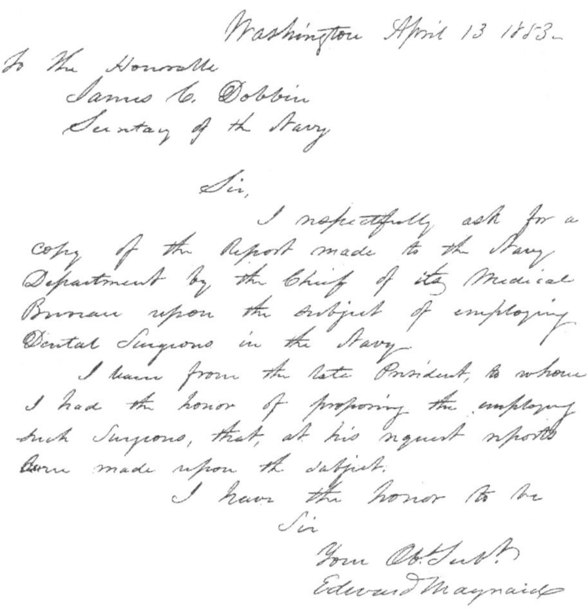
Washington April 13 1853

To the Honorable
James C. Dobbin
Secretary of the Navy

Sir,
I respectfully ask for a copy of the Report made to the Navy Department by the Chief of its Medical Bureau upon the subject of employing Dental Surgeons in the Navy.
I learn from the late President, to whom I had the honor of proposing the employing such Surgeons, that, at his request reports were made upon the subject.
I have the honor to be
Sir
Your Ob. Servt.
Edward Maynard

Washington, le 13 avril 1853

A l'attention de l'honorable
James C. Dobbin
Ministère de la Navy[224]

Monsieur,
Je vous demande, avec tout le respect que je vous dois, qu'il me soit adressé une copie du rapport du chef du service médical à l'attention du Département de la Navy, au sujet de l'emploi de chirurgiens-dentistes dans la Navy.
J'ai été informé par notre ancien président, à qui j'avais eu l'honneur de proposer l'emploi de tels chirurgiens, que des rapports ont été écrits sur ce sujet à sa demande.

Votre dévoué serviteur,
Edward Maynard

---

[224] Cf. Navy Department Archives, Miscellaneous Letters, April 1853, Letter 94.

Dr Henry Parr (1843-1932)

Au début de la guerre de Sécession, Parr quitte sa maison dans le Tennessee pour rejoindre le 2ème bataillon de cavalerie du Kentucky commandé par le général John Hunt Morgan[225]. Son premier fait d'armes reconnu date du 26 février 1862. Il fait partie de douze volontaires qui réussissent à pénétrer les lignes ennemies et à mettre le feu à un bateau à vapeur fédéral à Nashville. Il est très difficile de situer le moment exact où Parr est devenu un agent secret confédéré. En 1863, Il est envoyé à nouveau à Nashville. Il y tient un drugstore de la W. F. Gray Company. En fait, sa mission est de pousser les soldats nordistes à déserter. Il y parvient en fabriquant de faux papiers. Il est suspecté, mais il n'est jamais inquiété.

Associé à John Brain, Parr recrute des hommes afin de s'emparer d'un bateau fédéral, le *Chesapeake*. Ce bateau transporte pour 10 000 $ de sucre destinés au Canada. Le samedi 5 décembre 1863, Parr et ses hommes embarquent sur le navire en destination de Portland. Le 7, les pirates s'emparent du bateau. Un navire de guerre nordiste *Ella and Annie* est lancé à la poursuite du *Chesapeake* après le 10. Un deuxième vaisseau de guerre, l'*USS Dacotah*, part à son tour à la poursuite du *Chesapeake* qui est repris le 15, aux soldats confédérés dans les eaux territoriales britanniques. Le navire doit être remis aux autorités canadiennes sur ordre du Département de la Navy de Washington. Le commandant de l'*USS Dacotah* hésite à exécuter cet ordre. Il finit par céder alors que les fusils canadiens sont sur le point de faire feu. Cet acte de piraterie en haute mer déclenche une crise internationale entre le Canada et les USA qui a failli pousser l'Angleterre à entrer en guerre.

---

[225] Cf. Hyson John Jr & Swanson Ben, « Portrait of a Confederate Secret Agent: Henry A. Parr, D.D.S. », in *J. Hist. Dent.*, 1996 Jul; 44(2): 53-60.

Brain et son comparse se font une spécialité d'attaquer des bateaux nordistes. Ils s'emparent du *Roanoke*, en 1864. Avec celui-ci, ils capturent deux bricks[226]. Une tempête les pousse à saborder le navire. Le 1er avril 1865, se faisant passer pour des soldats nordistes, ils investissent la goélette *Saint Mary*. Dernier bateau confédéré dans les Caraïbes, il est brûlé le 7 avril. La guerre finit le 9 avril. Parr rentre alors au Canada.
Après la guerre, son parcours est chaotique. Il est tour à tour pharmacien, mis en accusation de meurtre dans l'affaire du *Chesapeake* et finalement dentiste.
En 1884, à l'âge de 38 ans, il obtient son doctorat en chirurgie dentaire à Baltimore. De 1885 à 1922, il se rend utile comme enseignant dans l'université qui l'a formé.
En novembre 1885, il présente un premier cas de bridge avec des couronnes sur pivot ancrées dans les racines des dents. En septembre 1887, il présente des couronnes en or avec une face en porcelaine. En 1889, il décrit, dans le *Dental Cosmos*, les « attaches à ressorts » pour les dentiers partiels amovibles qui s'adaptent parfaitement aux contreforts d'une couronne. En plus d'apporter une meilleure stabilité, cela facilite l'entretien et les réparations.
Le Dr Henry Parr exerce pendant 15 ans à New York. Après la guerre de Sécession, Ulysses S. Grant devient l'un de ses patients. Il décède le 6 août 1932, à New York, à l'âge de 86 ans. Il est resté jusqu'au bout un « rebelle » confédéré.

[226] Cf. Hyson John Jr & Swanson Ben, 1996 Jul, pp. 53-60.

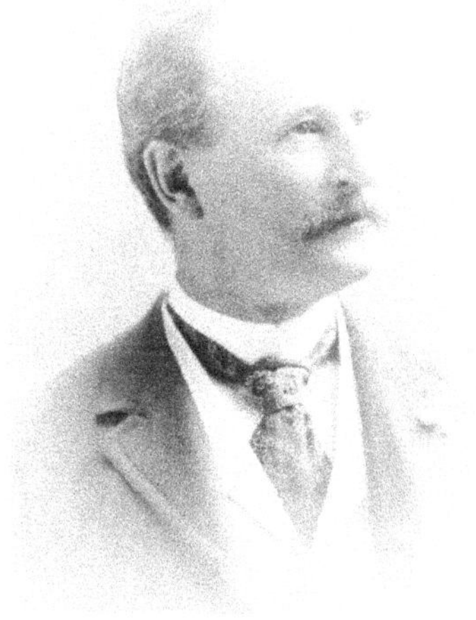

Dr Henry Parr (1843-1932)[227].

227 Cf. The Dr Samuel D. Harris National Museum of Dentistry, Baltimore, 2005, © The Dr SDHNMD.

Dr Thomas W. Evans (1823-1897)

Bien qu'il y ait eu d'autres facteurs qui ont fait que la France et l'Angleterre ne sont pas intervenues en faveur de la Confédération, il est indéniable que l'action du dentiste Thomas Evans[228] en ce sens, a été prépondérante.

Thomas naît le 23 décembre 1823. En 1841, Evans devient un étudiant du dentiste de Philadelphie, le Dr John de Haven White. Il ouvre un cabinet à Baltimore dans le Maryland, puis à Lancaster en Pennsylvanie. En 1847, il acquiert une certaine notoriété par la démonstration qu'il fait d'une nouvelle technique de plombage en or à l'exposition annuelle de Philadelphie. Il en gagne le premier prix, mais fait également la rencontre du Dr John Clark, un médecin de Paris qui est rentré chez lui en vacances. Clark est aussitôt convaincu qu'un dentiste aussi doué qu'Evans ferait sensation à Paris. En novembre 1847, Evans s'installe dans la capitale française. Il s'associe avec un autre dentiste américain, le Dr Starr Brewster qui a de nombreux patients dans l'aristocratie française. Un jour, Brewster qui soigne Napoléon III est convoqué auprès de l'Empereur. Il ne peut s'y rendre et envoie Evans à sa place. A compter de ce jour, ce dernier devient le dentiste attitré des familles royales européennes. Il gagne l'amitié de Napoléon qui le nomme dentiste officiel de la Cour en 1853 et devient un membre officiel de son conseil. En 1854, il reçoit la Légion d'honneur.

En 1861, Evans devient membre de la Commission sanitaire des Etats-Unis.

A la même époque, les relations de la France avec l'Union sont très amicales et l'Empereur approuve ouvertement les directives de Lincoln quant au blocus des ports du Sud. Lorsque la guerre de Sécession éclate, ses effets se font ressentir à l'étranger.

[228] Cf. Iverson Daniel, 1998, pp. 87-88.

Evans affirme : *« Au commencement de la guerre, il est bien certain que presque tout le monde en Europe sympathisait avec le Sud, car il semblait le plus faible des deux adversaires. (...) D'un autre côté, le commerce souffrait de la guerre, et ses souffrances ne faisaient qu'augmenter à mesure que la lutte se prolongeait. Des industries nationales étaient paralysées et des marchés perdus. Des milliers d'ouvriers étaient sans travail*[229]. » Beaucoup d'Américains du Sud vivent à Paris et, par leurs contacts, convainquent,- et même intéressent aux enjeux -, l'aristocratie française de pencher fortement pour la cause sudiste. Il en résulte que l'Empereur est presque constamment entouré de personnes sympathisant avec le Sud. Par moments, Napoléon III subit un véritable harcèlement. Le dentiste précise : *« Mais lorsque les causes réelles de la rupture des Etats du Sud avec l'Union fédérale commencèrent à se manifester, et que l'on vit clairement que les chefs des séparatistes du Sud n'avaient qu'un but en vue, à savoir la création d'une République puissante devant perpétuer l'esclavage, il devint de plus en plus difficile à l'Empereur et à beaucoup d'autres spectateurs attentifs de cette lutte, de concilier leur sympathie très naturelle pour le plus faible des deux adversaires avec leur désir de voir le triomphe du droit et de la justice... »* Des puissances étrangères comme l'Angleterre notamment font pression sur l'Empereur afin de l'amener à reconnaître la Confédération du Sud.

Cependant, Evans ne cache pas ses amitiés fédérales[230]. Il n'hésite pas à se servir de ses liens avec Napoléon III pour l'influencer. *« J'étais le seul partisan résolu du Nord qui eût fréquemment accès auprès de l'Empereur. Je croyais fermement au succès final du gouvernement fédéral et, me, trouvant presque seul de cette opinion, j'étais forcé de me tenir au courant de tout ce qui pouvait la fortifier en moi et me fournir des faits et des arguments pour étayer mes assertions. J'étais constamment à l'affût des dernières nouvelles, et je recherchais les occasions de converser avec les personnes venant d'Amérique et capables de me donner des renseignements, afin*

---

[229] Cf. Evans Thomas W., *Mémoires du Dr Thomas W. Evans*, Plon (éd.), Paris, 1910, pp. 102-122.
[230] Cf. Iverson Daniel, 1998, pp. 87-88.

de pouvoir communiquer ces renseignements à l'Empereur, qui était toujours disposé à entendre l'autre côté ». Evans lui rapporte régulièrement des faits qui relatent *« l'ardent patriotisme des hommes du Nord, leur courage indomptable, leur patience inépuisable ».* Il lui montre des cartes, des documents et des articles de journaux qui montrent la progression du Nord. *« J'étais donc sans cesse tenu en haleine par la nécessité de réfuter les affirmations, de contrecarrer les desseins et de détruire les espérances des agents, accrédités ou non, du gouvernement confédéré... »* Ayant procuré des armes à l'armée nordiste depuis l'Europe, dès le début du conflit, il apporte une aide financière à sa littérature[231].

Après la bataille de Wilderness (5-6 mai 1864) et la défaite de Grant dans sa première tentative à reprendre Richmond, lorsque l'armée d'Early est en vue du capitole et que la prise de Washington ne semble être qu'une question d'heures, l'Empereur informe Evans à Compiègne, qu'il a reçu un communiqué de l'Angleterre encourageant la France à se joindre à elle pour supporter les Etats confédérés. La situation en Amérique paraît très floue et Napoléon, convaincu par son dentiste et ami, ne souhaite pas intervenir. Evans lui dit : *« Sire, vous ne pouvez pas songer à reconnaître le gouvernement de Jefferson Davis, car le démembrement de notre grande Union fondée par Washington serait un crime. Si vous y contribuiez, les Etats du Nord ne l'oublieraient pas et maudiraient votre nom à tout jamais. »* Il ajoute : *« Je vais aller aux Etats-Unis. Je vais partir par le premier bateau, pour me rendre compte par moi-même de la situation. J'irai directement à Washington voir M. Lincoln et M. Seward, et je vous rapporterai exactement la vérité ; je vous dirai s'ils croient et s'ils ont de bonnes raisons pour croire que la fin de la guerre n'est pas si éloignée. Et je suppliai Sa Majesté de ne pas agir avant que j'eusse pu lui rapporter ce que j'aurais appris au sujet de la guerre par des observations et une enquête personnelles*[232]. *»*

L'Empereur approuve et ajoute : *« Je ne crois pas que je reconnaîtrai la Confédération du Sud avant que vous ayez eu l'occasion de me communiquer les résultats de votre enquête. »*

---

[231] Cf. Evans Thomas W., 1910, pp. 102-122.
[232] Cf. Evans Thomas W., 1910, pp. 102-122.

Le dentiste arrive à New York, le 23 août 1864 et rend aussitôt visite au président Lincoln, et au secrétaire d'Etat Seward.
Après avoir obtenu quelques informations de ceux-ci, il part rencontrer le général Grant à City Point, au quartier général de l'armée du Potomac qui assiège Petersburg et Richmond. Arrivé là, Grant reçoit le diplomate aussitôt. Au cours de longues conversations, le général en chef assure Evans de sa certitude absolue quant à la victoire de l'Union. Accompagné du futur président des Etats-Unis, le dentiste rencontre également les généraux Meade, Hancock et Butler. L'ami de l'Empereur se retrouve très vite aux avant-postes de l'armée nordiste. Après avoir séjourné cinq jours au quartier général de Grant, Evans retourne à Washington. Tous les renseignements se recoupent. La victoire du Nord est inéluctable. Quand Sherman prend Atlanta et que Sheridan réduit à néant l'armée d'Early, la victoire de l'Union semble assurée.
Evans rentre à Paris en novembre et fait part de sa conviction à Napoléon qui s'exclame : *« Lorsque le plan de campagne concerté entre Grant et Sherman me fut connu, je vis d'après mes cartes que c'était le « commencement de la fin ». »* Quelques temps après le refus de l'Empereur d'intervenir, l'Angleterre se retire aussi[233].
En 1865, après la guerre, se sentant concerné par le désastre sanitaire provoqué par le conflit qui a ravagé son pays, Thomas dirige un travail collectif intitulé *Essais d'hygiène et de thérapeutiques militaires : présentés à la Commission sanitaire des Etats-Unis*, qui est publié aux éditions V. Masson et fils.
En 1867, Thomas remporte le Grand Prix d'Honneur à l'exposition de Paris, sur la médecine militaire pratiquée durant la guerre de Sécession. Il étudie beaucoup et écrit sur l'organisation des hôpitaux militaires, plus particulièrement dans le cadre de la Commission sanitaire des Etats-Unis qui est une association formée de citoyens volontaires complétant le travail du Service de santé de l'armée.
Il est à signaler que Thomas a sauvé la vie du prince Frédéric, héritier du trône d'Allemagne[234]. Ce dernier atteint d'un cancer

---

[233] Cf. Evans Thomas W., 1910, pp. 102-122.
[234] Cf. Deranian Martin H., « Thomas W. Evans: Pennsylvania's dentist to Europe's royalty », in *J. Hist. Dent.*, spring 2006; 54 (1): 17-23.

de la gorge s'étouffe. Ses médecins ne peuvent rien faire pour lui. Evans réalise une trachéotomie et insère dans la gorge une canule qui prolonge la vie du monarque de 90 jours.
C'est dans son cabinet dentaire qu'est remarquée, pour la première fois, la future impératrice Eugénie.
Membre du Comité international de la Croix-Rouge, il finance et organise une ambulance américaine lors du siège de Paris, en 1870.
Du 4 au 8 septembre 1870, suite à la défaite française face aux Allemands, le dentiste sauve l'impératrice Eugénie, qui s'est réfugiée chez lui, en lui permettant de rejoindre l'Angleterre. Elle fait tout le voyage jusqu'à Deauville, présentée comme une patiente du Dr Edward Crane, l'associé d'Evans.
En 1879, Evans identifie, par ses plombages en or, le corps de Louis Eugène Napoléon, le fils de Napoléon III. Celui-ci est tué au cours d'une embuscade, dans la guerre contre les Zoulous. Son corps est sauvagement mutilé.
A la demande de Napoléon III, Evans prend en charge l'éducation de l'enfant illégitime de l'Empereur, Arthur Hugenschmidt (1862-1929). Disciple, associé, puis successeur, Hugenschmidt devient un grand dentiste de la capitale.
Thomas W. Evans meurt à Paris, le 14 novembre 1897. Il est enterré à Philadelphie[235].

Il fait d'importants dons pour l'établissement d'une école dentaire au sein de l'université de Philadelphie, aux Etats-Unis. C'est chose faite en 1915, avec l'inauguration du Thomas W. Evans Museum and Dental Institute[236].
Il a reçu une multitude de distinctions au cours de sa vie. Parmi les plus importantes, il y a :

- Chevalier (1853), puis officier (1866) et commandeur (1871) de la Légion d'honneur ;
- Membre de l'Ordre de Saint-Vladimir (Russie) ;
- Commandeur de l'Ordre de Sainte-Anne et de l'Ordre de Saint-Stanislas (Russie) ;

[235] Cf. Iverson Daniel, 1998, pp. 88.
[236] Cf. Lamendin Henri, *Evans et…? Selon plusieurs auteurs*, Souvenirs (éd.), Guillestre, 2012.

- Commandeur des Ordres de l'Osmanié et du Médjidié (Empire ottoman) ;
- Commandeur de l'Ordre de Frédéric (Bade) et de l'Ordre de Zaehringen (Wurtemberg) ;
- Officier de l'Ordre de la Couronne et de l'Ordre de l'Aigle rouge (Prusse) ;
- Officier de l'Ordre du mérite Saint-Michel (Bavière) ;
- Officier de l'Ordre de la Couronne de chêne (Hollande) ;
- Membre de l'Ordre des Saints-Maurice-et-Lazare (Italie) ;
- Membre de l'Ordre du Sauveur.

Son œuvre littéraire est également très importante[237] :
- *Lettres d'un oncle à son neveu sur le gouvernement des Etats-Unis*, Dentu (éd.), Paris, 1866 ;
- *La Commission sanitaire des Etats-Unis*, Dentu (éd.), Paris, 1867 ;
- *Les institutions sanitaires pendant le conflit austro-prussien-italien*, Masson (éd.), Paris, 1867 ;
- *De la découverte du caoutchouc vulcanisé et de la priorité de son application à la chirurgie civile et militaire, et aux opérations dentaires*, Raçon (éd.), Paris, 1867 ;
- *Mémoires du Dr Thomas W. Evans*, Plon (éd.), Paris, 1910.

Ce dernier ouvrage est réédité en 1935 et intitulé *La Fin du Second Empire, avec l'Empereur et l'Impératrice. Mémoires*, Plon (éd.), Paris[238].

---

[237] Cf. http://fr.wikipedia.org, *Thomas W. Evans*, 2012, pp. 1-4.
[238] Cf. Lamendin Henri, 2012.

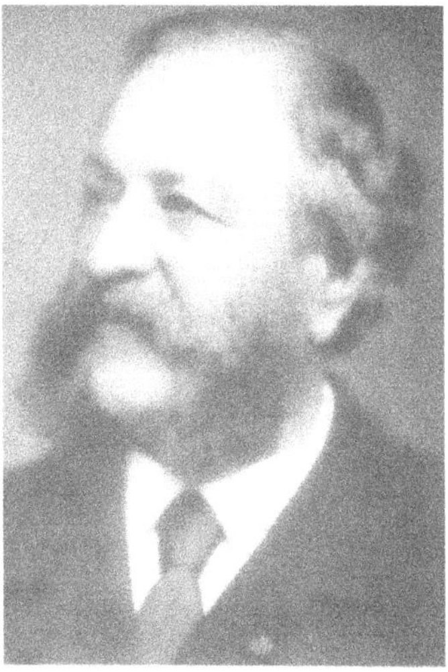

Dr Thomas W. Evans (1823-1897)[239].

[239] Cf. Collections of the University of Pennsylvania Archives, Philadelphie, 2005, © University of Pennsylvania.

Dr William T. Green Morton (1819-1868)

Morton naît le 9 août 1819, à Charlton, dans le Massachusetts. Il a une scolarité ordinaire dans l'académie de Northfield et celle de Leicester où il reste pendant trois années. A 17 ans, il gagne Boston pour trouver un travail. Là, il gagne sa vie dans une maison d'édition. Insatisfait de ce qu'il fait, il décide d'apprendre l'art dentaire à Baltimore qu'il quitte diplômé en 1842[240].

En 1843, il se marie avec Elizabeth Whitman qu'il rencontre à Farmington, dans le Connecticut.

De 1842 à 1843, il est un élève, puis un associé du dentiste de Hartford, le Dr Horace Wells. Leur partenariat n'étant pas fructueux, l'association est rompue au bout de quelques mois[241].

De retour à Boston, son succès est très rapide. En 1844, il a un revenu de 10 000 dollars et est un dentiste renommé sur la place de cette ville[242].

En 1844, il entre à l'Ecole médicale de Harvard[243]. Il finance ses études en continuant à exercer la dentisterie. Il a en effet promis à sa mère d'abandonner la dentisterie. Il n'achève pas ces études à quelques mois du diplôme, sa découverte l'accaparant. Il en conçoit un regret qui ne le quittera jamais.

Pour améliorer ses connaissances en chimie, il lit les travaux du professeur Charles Jackson qui lui font découvrir les propriétés

---

[240] Cf. American Society of Anesthesiologists, communication personnelle, Park Ridge, U. S. A., 2008.

[241] Cf. Swank Scott, communication personnelle, conservateur du Dr Samuel D. Harris National Museum of Dentistry, Baltimore, 2008 (Cf. Taylor A., *History of Dentistry*, 1922, p. 117).

[242] Cf. Degusheim G. A. & Hurwitz A., « An intimate view of the letheon controversy », in *Surgery*, October 1961; 50 (4): 716-724 (Témoignage d'Elizabeth Whitman Morton).

[243] Cf. www.general-anaesthesia.com, *William Morton (1819-1868)*, 2005, pp. 1-5.

de l'éther. Très vite, il lui semble indispensable de trouver une bonne méthode pour extraire les racines de vieilles dents cariées sans douleur, en améliorant ainsi le confort du patient. Cette année-là, il assiste à un cours du professeur Charles Jackson qui démontre à l'assemblée que l'inhalation d'éther sulfurique provoque des pertes de conscience. En 1846, après avoir essayé sans succès probant l'opium et l'hypnotisme, se rappelant les expériences de Jackson, Morton tente l'anesthésie à l'éther[244]. Il effectue des essais sur lui-même, ses assistants, des patients qu'il paie cinq dollars s'ils acceptent sa méthode, et sur des animaux. Le 30 septembre de cette année-là, il enlève à son cabinet, avec ce dispositif, une dent à Eben Frost, marchand à Boston. En apprenant l'événement, la presse locale s'enflamme aussitôt. Le 16 octobre, le Dr Morton effectue une démonstration devant le corps médical du Massachusetts General Hospital. L'opération d'Edward G. Abbott, imprimeur de son état, se déroule parfaitement. Le malade inhale de l'éther, perd connaissance, reste insensible tout le temps de l'intervention et se réveille sans douleur, l'ablation d'une tumeur vasculaire sous-mandibulaire ayant été faite[245]. C'est le chirurgien John C. Warren qui officie. A l'issue de l'intervention, il laisse ces mots à la postérité : *« Gentlemen, this is no humbug*[246]*. »* Morton triomphe[247]. La nouvelle fait bientôt le tour du monde. Allant à l'encontre de l'avis de ses amis, Morton dépose un mémoire au 29ème U.S Congrès, 2ème session, afin que sa priorité sur la découverte de l'éther soit établie et pour demander une récompense pour l'utilisation de son brevet (brevet U.S. n° 4 848 du 12 novembre 1846, délivré par le 30ème U.S. Congrès, 1ère session, confirmé par le 32ème U.S. Congrès, 2ème session). Le gouvernement américain ne lui paiera jamais les 100 000 dollars de compensation en retour de son brevet[248]. Dans les mois qui suivent, le dentiste subit de

---

244 Cf. Iverson Daniel, « The Civil War: three dentists who made a difference », in *J.Hist.Dent.*, 1998 Jul; 46(2):85-88.

245 Cf. www.woodlibrarymuseum.org/exhibit.aspx, *Who was first?*, 2006, p. 1.

246 Cf. Degusheim G. A. & Hurwitz A., 1961, pp. 716-724 (Témoignage d'Elizabeth Whitman Morton). *« Messieurs, ce ne sont pas des foutaises. »*

247 Cf. www.general-anaesthesia.com, 2005, pp. 1-5.

248 Cf. Conner H. Eugene, « William T. G. Morton and the U. S. Congress », in *ASA Newsletter*, http://www.asahq.org, September 1996; 60 (9): 1-2.

nombreuses attaques qui l'affectent profondément[249]. Josiah F. Flagg (1789-1853), dentiste à Boston, en est le meneur[250].
En dépit de tout ce qui est accompli en ce sens dans les années qui suivent, Morton n'obtient aucune reconnaissance du gouvernement américain pour les services rendus à son pays et au monde. Ce n'est pas le cas d'autres pays. Il reçoit la Croix de l'Ordre de St Vladimir des mains du Tsar de Russie, la Croix de l'Ordre de Vasa de la Norvège et de la Suède, et la Médaille d'or de l'Académie des arts et des sciences en France. En 1852, il devient docteur honoraire en médecine de la Washington University de Baltimore dans le Maryland[251].
L'engagement de Morton dans la guerre de Sécession débute alors qu'il est à Washington D.C. William se porte volontaire comme anesthésiste sur les recommandations du chirurgien général de l'armée de l'Union.
Il sert sous les ordres du général Burnside à la bataille de Fredericksburg (10-15 décembre 1862) et est présent à celle de Chancellorsville (30 avril-6 mai 1863). Mais, il exerce aussi pendant la bataille de Wilderness (5-6 mai 1864).
Dans une lettre écrite à un ami en 1864, Morton écrit : *« A l'arrivée des ambulances, les blessés sont hâtivement examinés et ceux qui ne peuvent supporter le voyage sont envoyés tout de suite à Fredericksburg. La nature des opérations pratiquées sur les autres est décidée aussitôt après et notée sur un morceau de papier épinglé sur l'oreiller ou sur un rouleau de couverture placé sous la tête de chaque patient. Quand ceci est fait, je prépare le patient au couteau* (du chirurgien) *en produisant une anesthésie parfaite dans un délai moyen de trois minutes et les chirurgiens suivent, réalisant leurs interventions avec habileté. Vient le tour des infirmières qui pansent les moignons*[252]. *»*
Lors de son allocution de 1892, pendant la remise des diplômes d'une classe du Jefferson Medical College de Philadelphie,

---

249 Cf. Degusheim G. A. & Hurwitz A., 1961, pp. 716-724 (Témoignage d'Elizabeth Whitman Morton).
250 Cf. Conner H. Eugene, 1996, pp. 1-2.
251 Cf. Swank Scott, communication personnelle, conservateur du Dr Samuel D. Harris National Museum of Dentistry, Baltimore, 2008 (Cf. Asbells, *Dentistry: A Historical Perspective*, 1988, pp. 160-161).
252 Cf. Degusheim G. A. & Hurwitz A., 1961, pp. 716-724 (Témoignage d'Elizabeth Whitman Morton).

John Brinton relate cette anecdote concernant Morton : *« Quand il arrive au Q. G. du général Grant au début de l'été 1864, pendant les féroces combats de Wilderness, je suis présent au quartier général du lieutenant général Grant dans l'équipe duquel je sers. Alors, en pleine conversation avec lui, un soldat approche et nous annonce qu'un étranger, un docteur en civil, souhaite voir le général dans le but d'obtenir une ambulance pour son usage personnel, afin de visiter les hôpitaux sur le front. La réponse du général ne se fait pas attendre : « Les ambulances sont réservées aux malades et aux blessés, et, en aucun cas, ne peuvent être utilisées pour un usage personnel. » Cette réponse est transmise à l'homme débraillé aux vêtements bruns qui attend et que, de loin, il me semble reconnaître. Je vais à lui et je reconnais immédiatement le Dr Morton. Je lui dis d'attendre une minute et je retourne vers le général. Lorsque je lui formule la même requête, je me heurte également à une fin de non-recevoir. Je m'aventure à lui dire : « Mais, général, si vous saviez qui est cet homme, je suis sûr que vous accèderiez à sa demande. » A nouveau, il me répond : « Non, je n'accepterai pas de distraire une ambulance pour qui que ce soit. Elles sont toutes affectées ailleurs. » Je lui rétorque alors : « Général, je suis sûr que vous lui donnerez même un wagon ; il a fait tellement pour le bien-être des hommes, tellement pour les soldats,- plus en fait que n'importe quel soldat ou civil. De plus, vous connaissez son nom. » Le général retire son cigare de sa bouche, regarde avec curiosité l'homme qui attend et me demande : « Qui est-il ? » Je lui répond : « Il est le Dr Morton, le découvreur de l'éther. » Grant réfléchit un instant et dit : « Vous avez raison, docteur, il a fait plus pour les soldats que quiconque, soldat ou civil, à qui il a enseigné le bannissement de toute douleur. Laissez-le avoir son ambulance et tout ce qu'il veut*[253]*. » Après cela, pendant tout son séjour, sur ordre du haut commandement, Morton a reçu*

[253] Cf. Brinton John H., *Personal Memoirs of John H. Brinton, Civil War Surgeon, 1861-1865*, Southern Illinois University Press, Carbondale, 1996. Chirurgien brillant servant sous l'autorité d'Ulysses S. Grant, Brinton est un des fondateurs du Musée médical de l'Armée ouvert à Washington D. C. en 1887, construit sur les ruines du théâtre Ford où Abraham Lincoln est tué le 15 avril 1865.

l'hospitalité du quartier général, une ambulance, une tente, et un assistant. »
Morton anesthésie régulièrement plus de 100 hommes par jour. Il sauve plus de 2 000 soldats des douleurs engendrées par le couteau du chirurgien[254]. William ressent une grande satisfaction à soulager les soldats de la douleur durant les opérations. Dans un article qu'il a écrit à propos de son expérience, il déclare : *« Je trouve ma récompense dans l'anxiété et la détresse que ma découverte des effets anesthésiants de l'éther sulfurique a permis de supprimer, me considérant ainsi comme l'instrument qui sert à annihiler la douleur de milliers de héros mutilés ou lacérés. Ils ont pu reposer en état d'anesthésie lors d'opérations qui, en d'autres circonstances, auraient entraîné d'immenses tortures. Ils méritent la gratitude de toute une nation. Je suis heureux d'avoir allégé leurs souffrances*[255]. »

Après la guerre, le 6 juillet 1868, William se rend à New York pour répondre à un article paru dans un journal mensuel qui affiche la revendication du professeur Jackson d'être celui qui a découvert l'éther sulfurique. Cela fait longtemps qu'aucun article de cette sorte n'a été publié, le monde médical ayant communément admis le rôle primordial de Morton dans cette découverte. Elizabeth Whitman Morton témoigne que : *« Cet article l'agitait dans des proportions que je ne lui avais jamais vues auparavant*[256]. » Le 11 juillet, il fait très chaud. William envoie un télégraphe à sa femme et lui demande de le rejoindre sans attendre, car il est malade. Plus tard, lors d'une promenade à Central Park, il perd conscience à 23h00, le 14 juillet 1868[257]. Il est conduit à l'hôpital Saint Luke où tout le personnel médical s'inquiète aussitôt de son état. Le chirurgien chef le reconnaît et s'exclame auprès de ses étudiants : *« Jeunes hommes, vous voyez étendu devant vous un homme qui a fait plus pour*

[254] Cf. Iverson Daniel, 1998, pp. 85-88.
[255] Cf. Riaud Xavier, *L'influence des dentistes américains pendant la guerre de Sécession (1861-1865)*, L'Harmattan (éd.), Collection Médecine à travers les siècles, Paris, 2006, pp. 73-76.
[256] Cf. Degusheim G. A. & Hurwitz A., 1961, pp. 716-724 (Témoignage d'Elizabeth Whitman Morton).
[257] Cf. www.general-anaesthesia.com, 2005, pp. 1-5.

l'Humanité et pour le soulagement de la souffrance qu'aucun autre être vivant[258]*. »*
Le Dr William Thomas Green Morton décède le 15 juillet 1868, d'une *« congestion du cerveau »*[259]. Il est enterré à Boston, dans le Mt Auburn Cemetery où une statue est érigée par les concitoyens de sa ville. Dessus, est gravée l'inscription suivante : *« William T. G. Morton, Inventeur et découvreur de l'anesthésie par inhalation. Celui par qui la douleur en chirurgie a été évitée et annulée. Avant lui, de tous temps, la chirurgie n'était qu'agonie. Après lui, la science a eu le contrôle de la douleur*[260]*. »*

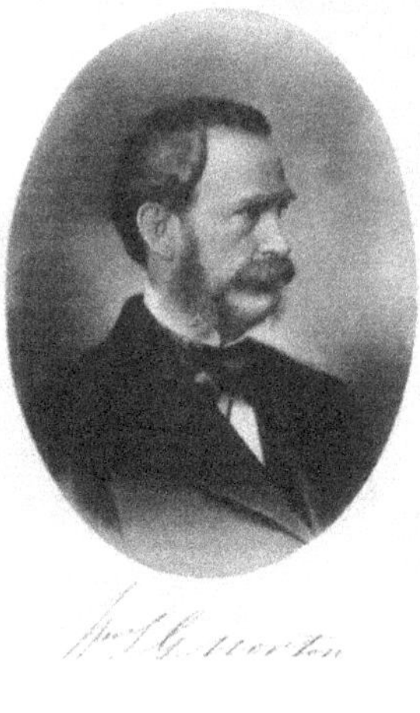

Dr William T. Green Morton (1819-1868)[261].

[258] Cf. Degusheim G. A. & Hurwitz A., 1961, pp. 716-724 (Témoignage d'Elizabeth Whitman Morton).
[259] Cf. Iverson Daniel, 1998, pp. 85-88.
[260] Cf. Degusheim G. A. & Hurwitz A., 1961, pp. 716-724 (Témoignage d'Elizabeth Whitman Morton).
[261] Cf. www.general-anaesthesia.com, 2005, pp. 1-5 (domaine public).

Dr Samuel S. White (1822-1879)

Samuel naît le 19 juin 1822, à Hulmeville, en Pennsylvanie. A 16 ans, il entame une collaboration qui dure 6 ans avec son oncle qui dirige une fabrique de dents en porcelaine et de matériel dentaire. En parallèle, il apprend son métier de dentiste jusqu'en 1843, chez le Dr De Haven White. Une fois formé, il travaille un temps dans les locaux de son oncle, mêlant dentisterie et démonstrations de matériel. Les locaux étant trop petits, il finit par se consacrer exclusivement à son entreprise. S. S. White crée la firme Jones, White & Mc Curdy en 1846, dont le dépôt est situé à Philadelphie[262]. Sa fonction passée justifie la renommée de qualité des produits de sa manufacture. En 1852, il ouvre des dépôts à New York, Boston, Brooklyn et à Chicago en 1858.

En 1853, pour son travail inlassable, il reçoit son DDS de l'Ecole dentaire de Philadelphie. En 1861, à l'aube de la guerre, il entame la production d'instruments métalliques. La même année, il rachète les parts de sa société et en devient le seul directeur. Le triumvirat a vécu[263].

Ses efforts portent également sur la création de revues professionnelles. Les *Dental News Letters*, publication trimestrielle, présentent ainsi ses productions à partir de 1847. Dedans, figurent des innovations, des articles originaux et le point sur la recherche dentaire de l'époque. Cette revue, déjà envoyée sur le continent européen, destinée aux dentistes, connaît un énorme succès. A partir du 9ème numéro, elle quadruple son volume de pages au point de devenir mensuelle,

---

262 Cf. Rousseau Claude, « L'aménagement opératoire des dentistes des jeunes Etats américains. L'influence de Pierre Fauchard », in *Actes de la SFHAD*, http://www.bium.univ-paris5.fr, p. 4.

263 Cf. Monier Thibault, « The S. S. White Dental Mfg. Co.: 120 années au service de la chirurgie dentaire », in *Actes de la SFHAD*, http://www.bium.univ-paris5.fr, Castéra-Verduzan, 2007, pp. 44-48.

le 1er août 1859. Cette revue se transforme et prend le nom de *Dental Cosmos*[264]. Celle-ci conçue par son frère James, est parrainée par la célèbre firme. De Haven White en est le rédacteur en chef jusqu'en 1865. Ce dernier a déjà été l'éditorialiste du précédent journal. Cette revue connaît une renommée mondiale. Les plus grands noms de la chirurgie dentaire en assument la rédaction. Malgré tout, des protestations exigent la séparation du journal et de la manufacture, ce qui arrive avec le dernier numéro du *Dental Cosmos*, en décembre 1936. Il fusionne alors avec le *Journal de l'American Dental Association*[265].

En juillet 1861, force est de constater que le Gouvernement fédéral se désintéresse totalement de la santé bucco-dentaire de ses soldats. La National Dental Association est jugée réellement insuffisante dans la promotion d'une dentisterie militaire[266]. En août 1861, cette dernière société se retrouve à New Haven dans le Connecticut, pour son congrès annuel. Cinq dentistes sont nommés pour former un comité qui a pour objectif de faire accepter la présence et le travail de dentistes au sein de l'armée, et de la marine. En janvier 1862, ce même comité contacte les instances professionnelles médicales et dentaires afin de recueillir auprès d'elles, toutes les recommandations possibles pour aboutir dans leurs tractations[267].
En avril 1862, John McQuillen, dans le *Dental Cosmos*, constate que des hôpitaux majeurs, comme New York, Philadelphie, Saint Louis ou encore Cincinnati, s'équipent de matériel en prévision de combats à venir. Il constate que rien n'est prévu dans le domaine dentaire[268]. Le 5 août 1862, le chirurgien général Hammond envoie une lettre qui est lue au congrès de la National Dental Association. Il y stipule qu'il se battra auprès du Congrès, pour l'idée d'un service dentaire au

---

[264] Cf. Monier Thibault, 2007, pp. 44-48.
[265] Cf. Monier Thibault, 2007, pp. 44-48.
[266] Cf. Taft J., « Dentists in the Army », in *Dental Register of the West*, 1861; 15: 430.
[267] Cf. Barker G. T., 1861, p. 85.
[268] Cf. McQuillen J. H., « Dentists in military hospital », in *Dental Cosmos*, 1862 ; 3 : 498-499.

sein de l'armée. Il précise de plus que les dentistes sont laissés libres de militer en ce sens, par leurs écrits, dans les journaux[269]. Le 28 juillet 1863, une nouvelle résolution, pour la création d'un dentiste militaire, est votée par la National Dental Association, qui n'aboutit pas plus que les autres[270].

En 1864, en pleine guerre, White commercialise le premier crachoir avec alimentation d'eau et évacuation des eaux de rinçage[271]. Il met en vente un meuble de rangement à roulettes avec douze tiroirs supérieurs et un compartiment inférieur à étagères.
Au moment où la guerre éclate, Samuel S. White est un homme incontournable dans le milieu dentaire et médical américain. Il en va de même de sa manufacture qui fournit du matériel de grande qualité à l'essentiel de la profession dentaire américaine.
Le 26 juillet 1864, la National Dental Association tient son rassemblement annuel à Niagara Falls, dans l'Etat de New York[272]. Une nouvelle démarche est décidée afin de créer un poste de dentiste au sein des hôpitaux de campagne. Elle rencontre une réponse défavorable du chirurgien général, le colonel Joseph Barnes, Hammond passant en cour martiale.
Certains des plus illustres membres de la profession prennent part aux délibérations[273]. Les débats sur la question épineuse du manque de dentistes dans l'armée monopolisent la majorité des discussions. Un rapport très intéressant sur le sujet paraît dans le numéro 2 du volume 6 du *Dental Cosmos*[274] de septembre 1864. Le Dr S. S. White y fait état qu'il a déjà été délégué par l'association pour rencontrer le président Lincoln et l'entretenir à ce sujet[275]. Lors de leur discussion, White lui demande des conseils *« en ce qui concerne les efforts à accomplir pour*

---

[269] Cf. Ellis G. W., 1862, pp. 79-80.
[270] Cf. Ellis G. W., « Proceedings of the American Dental Association », in *Dental Cosmos*, 1863; 5: 76, 91.
[271] Cf. Rousseau Claude, « Le cabinet dentaire de Green Vardiman Black », in *Actes de la SFHAD*, pp. 1 à 8.
[272] Cf. Ring Malvin E., « S. S. White, Abraham Lincoln, and the need for dentists in the Union Armies », in *Bull. Hist. Dent.*, 1993 Jul.; 41(2): 79-80.
[273] Cf. Ellis G. W., « Proceedings of the American Dental Association », in *Dental Cosmos*, 1864; 6: 65, 69, 70-72.
[274] Cf. King John, 2002, p. 5.
[275] Cf. Ring Malvin E., 1993, pp. 79-80.

garantir aux soldats, les soins nécessaires pour qu'ils restent efficaces. » La réponse du président ne se fait pas attendre. Il lui semble qu'il serait utile de *« faire appel au ministre de la Guerre pour qu'il transmette cette requête au chirurgien général suppléant. »*
Suivant l'avis de Lincoln, White se rend au ministère de la Guerre, mais ne peut pas s'entretenir avec le ministre en personne, Edmund Stanton, qui n'est pas là. C'est le chirurgien général suppléant, Barnes, qui le reçoit. Aussitôt, ce dernier affirme que l'attention de son Département a déjà été attirée sur le sujet, mais, d'après lui, *« ...Rien ne peut être fait à ce sujet, tant que l'armée est en action. Si la guerre continue jusqu'en hiver, alors l'armée prendra ses quartiers d'hiver et il sera alors possible de faire quelque chose, à ce moment-là. »* Barnes précise de plus au Dr White qu'il est inutile qu'il présente ce problème au Congrès, car son Département est tout à fait habilité à prendre seul ce genre de décision. En sortant de cet entretien, Samuel S. White ordonne à sa compagnie de fabriquer des daviers afin qu'ils soient distribués aux chirurgiens de l'armée[276].
A l'issue du congrès de Niagara Falls de la National Dental Association, en juillet 1864, après un vote, le comité de lutte pour la mise en place de dentistes dans l'armée est maintenu dans son action et la cession est ajournée.

Les années 1865 voient la société de White florissante. Elle distribue du matériel dentaire dans le monde entier. Elle fabrique son premier fauteuil dentaire et 400 000 dents par mois. 200 employés officient pour elle. En 1868, elle commercialise ses premières fraises en acier[277].

Le 30 décembre 1879, Samuel Stockton White meurt d'une congestion cérébrale à Paris[278].

---

[276] Cf. Ellis G. W., 1864, pp. 65, 69, 70-72.
[277] Cf. Monier Thibault, 2007, pp. 44-48.
[278] Cf. Rousseau Claude, « Les cabinets des Drs Charles F. Allan et William B. Finney. Le fauteuil de Wilkerson », in *Actes de la SFHAD*, pp. 1, 2.

Il faudra attendre 1911 pour voir aboutir la démarche du Dr White, soit 47 ans après la Guerre de Sécession et 32 ans après le décès du dentiste.

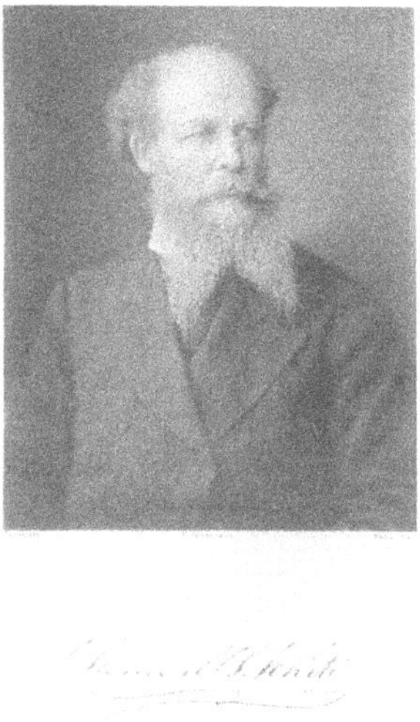

Dr Samuel S. White (1822-1879)[279].

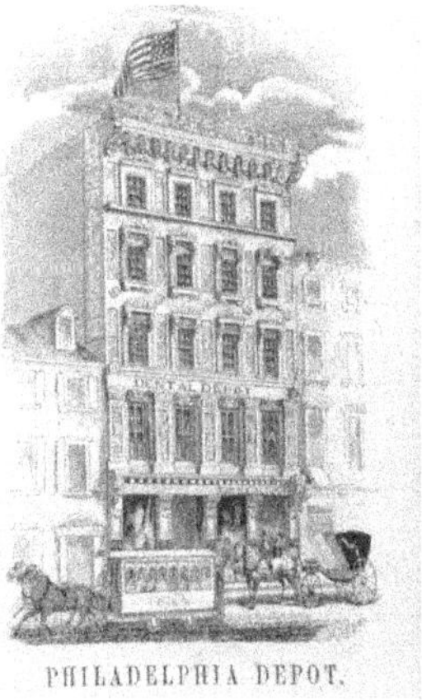

Dépôt de Samuel S. White à Philadelphie, en 1867[280].

[279] Cf. Collections of the University of Pennsylvania Archives, Philadelphie, 2005, © University of Pennsylvania.
[280] Cf. Ambler J. G., « History of the manufacture of artificial teeth », in *Trans. Dent. Soc. NY*, 1869, pp. 52-58 (domaine public).

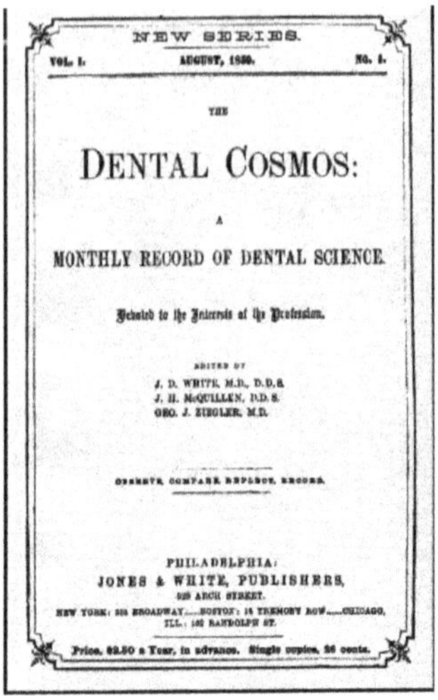

NEW SERIES.

VOL. I. AUGUST, 1859. NO. 1.

THE

DENTAL COSMOS:

A

MONTHLY RECORD OF DENTAL SCIENCE.

Devoted to the Interests of the Profession.

EDITED BY

J. D. WHITE, M.D., D.D.S.
J. H. McQUILLEN, D.D.S.
GEO. J. ZIEGLER, M.D.

OBSERVE, COMPARE, REFLECT, RECORD.

PHILADELPHIA:
JONES & WHITE, PUBLISHERS,
[illegible] ARCH STREET.
NEW YORK: [illegible] BROADWAY.....BOSTON: [illegible] TREMONT ROW.....CHICAGO, ILL.: [illegible] RANDOLPH ST.

Price, [illegible] a Year, in advance. Single copies, [illegible] cents.

Premier numéro du *Dental Cosmos* paru en août 1859[281].

[281] Cf. The S. S. White Dental Manufacturing Co., « *Dental Cosmos*, a Monthly Record of Dental Science », Philadelphie, Pa, 1859-1936.

Dr James Baxter Bean (1834-1870)

James naît le 19 juillet 1834 dans le 8ème district de Cherokee, dans le Tennessee[282]. Il obtient très vite un diplôme de médecine et exerce celle-ci à Micanopy, en Floride, avant son diplôme dentaire. En 1860, il est diplômé de l'Ecole dentaire de Baltimore. Il exerce en Floride où il est le premier dentiste titulaire d'un doctorat. En septembre 1861, Bean écrit son premier article dans le *Southern Dental Examiner*, intitulé *« Le plâtre et sa manipulation »* où il met en évidence l'intérêt de produire de bonnes empreintes pour avoir des maquettes de qualité. En janvier 1862, paraît dans le même journal, la troisième et dernière partie de la présentation de son travail axé sur la conception d'un articulateur peu onéreux.
Juste avant la guerre, il officie à Atlanta. En mai 1862, il travaille pour la seule manufacture dentaire sudiste, Brown & Hape. Cette compagnie, ayant compris l'importance des travaux de Bean, adresse immédiatement une demande d'exemption de service militaire au Département de la Guerre de la Confédération.
Durant le conflit, les opérations liées à des blessures au visage sauvent de nombreuses vies, mais laissent d'affreuses séquelles. Ainsi, sur un total de 671 soldats de l'Union opérés, seulement 80 décèdent. Alors que la guerre se poursuit, le savoir-faire des dentistes dans ce domaine, et plus particulièrement celui des Confédérés, se retrouve au devant de la scène.
En général, le traitement pour une fracture consiste en une réduction et une fixation. Pour cela, deux méthodes sont employées : un bandage simple ou une attelle en gutta-percha.

[282] Cf. Christen A.G. & Christen J.A., « The Triumph and Tragedy of James Baxter Bean, MD, DDS (1834-1870) », in *J. Hist. Dent.*, Mar 2003; 51(1): 19-25.
A l'âge adulte, Bean souffre de rhumatismes chroniques avec les articulations de ses jambes qui gonflent douloureusement.

Cette deuxième technique demande qu'une attelle externe soit adaptée à la forme de la mâchoire et stabilisée à l'aide d'un bandage de la tête. Mais, des infections se développent souvent sous l'attelle et défigurent les malades. Ces techniques sont satisfaisantes pour des cas cliniques conventionnels, mais elles ne conviennent absolument pas à des fractures par balle.

A l'apogée de sa carrière, Bean est surtout intéressé par la dentisterie opératoire et prothétique[283]. Possédant une dextérité manuelle hors pair, le Dr Bean affectionne de devoir résoudre des problèmes techniques complexes. Il accueille avec grand intérêt le défi de trouver une méthode efficace pour traiter les blessures maxillo-faciales.

En 1863, Bean crée une attelle inter-dentaire en caoutchouc indien rigide vulcanisé qui permet de réduire en interne la fracture et de la fixer, entraînant ainsi la guérison recherchée. Cette prouesse est décrite plus tard, comme *« l'accomplissement le plus remarquable de la guerre en termes de chirurgie dentaire. »*

Le Dr Samuel Stout, directeur médical des hôpitaux généraux de l'armée de la Confédération du Tennessee, rencontre Bean à Atlanta, pendant l'hiver 1863. Stout a toujours montré un grand intérêt pour les soins dentaires, n'hésitant pas à acheter du matériel dentaire à cet effet avec les fonds des hôpitaux.

Le Dr Stout rapporte qu'il a été amené à effectuer une anesthésie au chloroforme sur la femme d'un officier confédéré d'intendance qui devait se faire arracher plusieurs dents par le dentiste, dans son cabinet de Marietta Street[284].

« Le Dr Bean, qui, à l'époque, m'était inconnu, a gagné mon admiration par la dextérité et le savoir-faire dont il a fait preuve pour extraire les dents de cette dame, et je l'en ai complimenté. Cela nous a lancés dans une longue conversation sur la dentisterie et la chirurgie en général. Le Dr Bean a proposé ses services, au moins un jour par semaine, pour pratiquer des opérations sur les dents des soldats à l'hôpital d'Atlanta. Ce que j'ai accepté avec plaisir, car je l'ai trouvé fort intelligent et bienveillant. J'ai donné donc l'ordre au

---

[283] Cf. Christen A.G. & Christen J.A., 2003, pp. 19-25.

[284] Cf. Hyson John Jr & Foley Gardner, « James Baxter Bean : The first military maxillo-facial hospital », in *MSDA Journal*, 1997; 40(2): 77-81.

chirurgien en poste, le Dr J. P. Logan, maintenant professeur en Théorie et Pratique à l'université de Washington, à Baltimore, d'informer les chirurgiens en chef des hôpitaux de la ville de l'offre de Bean. Très vite, les visites de Bean ont démontré au Dr Willis F. Westmoreland, désormais professeur de Chirurgie à l'université médicale d'Atlanta, à l'époque chirurgien en chef à l'hôpital universitaire, que les compétences du Dr Bean en mécanique dentaire pourraient être utiles pour le traitement des blessures par balle de la mâchoire inférieure[285].

Le résultat de cette suggestion et de l'ingéniosité du dentiste a été la production d'une attelle qui a été un parfait succès. »

Alors que les combats atteignent la Géorgie, l'invention de Bean devient incontournable[286]. Les soldats se recroquevillent en effet souvent derrière de petits murets, exposant inévitablement leurs têtes à des tirs adverses. Les chances de blessures au visage ou à la mâchoire sont donc relativement élevées.

En juin 1864, le Dr Edward N. Covey, ancien chirurgien assistant de l'armée fédérale (1856-1861), fait une inspection médicale dans les Etats confédérés. Alors qu'il est à Atlanta, il est impressionné par la technique novatrice de Bean et par son efficacité. En 1866, il détaille dans le *Richmond Medical Journal*, cette technique et sa fonction[287].

« Cet appareil comporte une attelle inter-dentaire faite de caoutchouc indien vulcanisé, comportant sur ses deux surfaces horizontales des creux en forme de coupe, suffisamment profonds pour embrasser les couronnes des dents. Lors de l'installation, chaque dent est placée dans son compartiment correspondant de l'attelle et maintenue en position par la

---

[285] Cf. Hyson John Jr & Foley Gardner, 1997, pp. 77-81.

[286] Cf. Christen A. G. & Christen J. A., 2003, pp. 19-25.

Il semble que Thomas Brian Gunning (1813-1889), un dentiste de New York et nordiste de surcroît, ait inventé un système similaire d'attelle vulcanisée pour soigner les fractures des maxillaires. Ce dispositif est communément appelé *« l'attelle de Gunning »*. Parce que chacun appartient à un camp différent, il apparaît que Gunning et Bean n'ont jamais été au courant des travaux de l'autre.

En 1966, d'après Kenneth Callahan (1966, p. 22), l'attelle de Gunning est toujours employée pour réparer des fractures de mandibules édentées.

[287] Cf. Christen A. G. & Christen J. A., 2003, pp. 19-25.

compression naturelle du menton et par un bandage occipito-frontal.
L'ajustement de cette attelle à la fracture est très simple. Elle est introduite dans la bouche du patient, les fragments sont tirés vers l'avant et les dents sont alors ajustées aux cavités prévues à cet effet. Les mâchoires sont alors refermées et maintenues en position ; tout cela empêche un déplacement de l'attelle ou un mouvement de la mâchoire[288].
Les avantages de cette attelle sont sa propreté, qu'elle est bien organisée et que le patient peut continuer à se nourrir assez facilement ainsi que la quasi-certitude de ne pas bouger et de maintenir l'antagonisme des dents, ce qui permet, une fois la fracture soignée, de ne pas observer de déformation à la réunion des deux os. »
Quand il travaille à la conception de cette attelle, Bean fait un moulage en cire d'une mâchoire saine ainsi que des moulages séparés de deux portions d'une mâchoire fracturée. Le moule de la mâchoire saine est placé dans un articulateur de son invention, puis les segments dissociés de la mâchoire fracturée sont associés à la mâchoire saine. L'ensemble est monté sur un articulateur. A partir de ces répliques, Bean peut fabriquer une attelle[289].
A la suite de cette découverte, Stout et Covey décident de mettre en place une section consacrée aux fractures de la mâchoire à l'université médicale d'Atlanta[290]. Après ce succès initial, les autorités militaires sont notifiées d'envoyer tous les cas de fractures de la mâchoire dans le service de Bean à Atlanta où il soigne finalement une centaine de cas.
Les résultats sont tellement bons que lors de l'évacuation d'Atlanta, les patients sont transférés au Blind Asylum Hospital de Macon en Géorgie où le Dr Bean poursuit ses soins. Pendant une période de six mois, il traite quarante cas. L'inventeur constate que les patients soignés avec sa méthode ont un taux de guérison phénoménal. Bon nombre des soldats sudistes à qui cette technique est appliquée sont ainsi sauvés d'une défiguration irréversible, sinon de la mort.

---

[288] Cf. Hyson John Jr & Foley Gardner, 1997, pp. 77-81.
[289] Cf. Christen A. G. & Christen J. A., 2003, pp. 19-25.
[290] Cf. Hyson John Jr & Foley Gardner, 1997, pp. 77-81.

Ces deux hôpitaux constituent probablement les premières facilités à avoir des structures entièrement consacrées au traitement des blessures maxillo-faciales de guerre.
A l'automne 1864, le général Sherman et ses hommes s'emparent d'Atlanta[291].
Les rapports sur les succès du dentiste sont envoyés au chirurgien général confédéré Samuel Preston Moore qui demande à Bean de se rendre à Richmond pour faire une démonstration de sa technique devant des membres du corps médical de l'armée confédérée[292]. Lors d'une réunion de cette commission dans le cabinet dentaire du Dr W. Leigh Burton, le Dr Bean montre et explique ses plans, et ses modèles d'attelles. Les membres de cette commission déclarent, clairement et sans équivoque, que : *« Ce principe n'est pas tout à fait nouveau »*, mais ils recommandent son utilisation générale à l'unanimité. Les dentistes de l'armée sont dès lors *« formés à la construction de cette attelle. »* et très vite, un service adapté voit le jour au Robertson Hospital de Richmond pour *« le traitement exclusif »* des blessures de la mâchoire[293].
Moore confirme l'assignation de Bean, le 6 février 1865, dans la directive suivante (Circulaire n°24) qui est transmise aux directeurs médicaux des différents hôpitaux de Richmond[294] :

« I. Les directeurs médicaux des hôpitaux choisiront, et ce, sans délai, une salle bien éclairée (éclairage à gaz si possible) dans l'un des hôpitaux sous leur juridiction, dans laquelle seront traités, selon la méthode du Dr Bean, tous les cas de fractures des os de la mâchoire supérieure et inférieure, déjà présents dans les hôpitaux, ou à venir.

II. Pour la construction, l'ajustement et l'utilisation de l'appareil du Dr Bean, le chirurgien sera secondé par un dentiste assigné à cet hôpital dans cette fonction.

Tout article non décrit dans la liste des fournitures nécessaires pour ce traitement sera à la charge de l'hôpital.

---

291 Cf. Christen A. G. & Christen J. A., 2003, pp. 19-25.
292 Cf. Hyson John Jr & Foley Gardner, 1997, pp. 77-81.
293 Hôpital fondé le 30 juillet 1861, 10 jours après la bataille de Manassas, par Sally L. Tompkins qui l'équipe et le fait tourner à ses frais. Du 1er août 1861 au 2 avril 1865, 1 334 patients, blessures de la mâchoire inclues, y sont traités.
294 Cf. Hyson John Jr & Foley Gardner, 1997, pp. 77-81.

Ce bureau sera prévenu du choix de la salle afin que l'inventeur vienne visiter l'hôpital et puisse donc s'accorder avec les autorités concernées sur la préparation, l'ajustement et l'utilisation de ce matériel. Le personnel des examens médicaux ne laissera partir les patients qu'une fois la fracture totalement réparée. »

Le 18 février 1865, le chirurgien général informe le Dr Bean de son nouveau statut[295].
« Suite aux ordres donnés, il vous est demandé de vous tenir prêt à être envoyé dans n'importe quel hôpital nécessitant vos services pour l'application et l'ajustement de votre dispositif pour traiter les fractures des os maxillaires inférieurs, et supérieurs. »
Le 20 février 1865, le directeur médical Carrington informe le Dr Moore de la situation conformément à la Circulaire n°24.
« J'ai choisi une salle dans le Receiving & Wayside Hospital pour le traitement des fractures des os de la mâchoire, selon la technique du Dr Bean. Elle se trouve au premier étage, est bien éclairée au gaz, et nous avons un dentiste résident. Le chirurgien en chef dans cette ville et celui de Petersburg ont été prévenus d'envoyer ces cas dans notre hôpital. Merci de bien vouloir faire venir l'inventeur pour donner les informations nécessaires au chirurgien et au dentiste en charge. »
Le même jour, le Dr Carrington envoie les instructions suivantes au chirurgien en chef des hôpitaux de Richmond ainsi qu'au Dr Smith de Petersburg.
« Tous les cas de fractures des os supérieurs ou inférieurs de la mâchoire, présents ou à venir dans les hôpitaux dont vous êtes responsables, devront être transférés dès qu'ils le pourront au Receiving & Wayside Hospital de Richmond en Virginie, où une salle est réservée à ce genre de traitement selon la méthode du Dr Bean. Les officiers médicaux sont encouragés à examiner les patients recevant ce traitement. »

---

[295] Cf. Hyson John Jr & Foley Gardner, 1997, pp. 77-81.
Au moins un dentiste est rattaché au Receiving & Wayside Hospital où des blessés atteints de lésions maxillo-faciales sont déjà traités avant l'affectation de Bean. Son nom figure sur un tableau de service daté du 15 février 1865 : *« W. S. Wilkinson, personnel hospitalier, date d'assignation le 4 novembre 1862. En service comme dentiste* (cf. Blanton W. B., *Medicine in Virginia in the Nineteenth Century*, Garett & Massie, Inc., Richmond, 1933). »

Après la guerre, Bean s'installe à son compte à Baltimore. Très vite, son esprit imaginatif lui permet de prospérer. Là, il fait des expérimentations sur l'utilisation de l'aluminium pour les appareils dentaires. En 1867, il publie ses recherches et dépose un brevet de dentier en aluminium qui est utilisé par le service de santé de l'armée américaine pendant la Première Guerre mondiale.
En 1866, il est l'un des fondateurs de la Société dentaire du Maryland. En 1868, il en est le président.
En 1900, le *Times-Herald* de Chicago décrit encore son attelle comme *« la technique qui a sauvé de nombreux blessés du Sud de la défiguration, sinon de la mort par blessure par balle au visage*[296]*. »*

En 1917-1918, l'armée américaine, face aux besoins qui voient le jour dans les tranchées européennes, remet sa technique de dentier en aluminium à l'ordre du jour[297].

Au cours de l'automne 1870, âgé de 36 ans, Bean entreprend un voyage en Europe. Arrivé dans les Alpes, il est fasciné par le mont Blanc et décide d'en faire l'ascension[298]. Le 7 septembre, il meurt dans une tempête de neige qui déclenche une avalanche.

Le Dr James Baxter Bean demeure à ce jour un des pionniers de la prothèse maxillo-faciale réparatrice et reconstructrice.

---

[296] Cf. Hyson John Jr & Foley Gardner, 1997, pp. 77-81.
[297] Cf. Hyson John Jr & Whitehorn Joseph, « The Amex Cast Aluminium Denture of World War I », in *J. Hist. Dent.*, Jul 2001; 49(2): 1-3.
[298] Cf. Christen A. G. & Christen J. A., 2003, pp. 19-25.

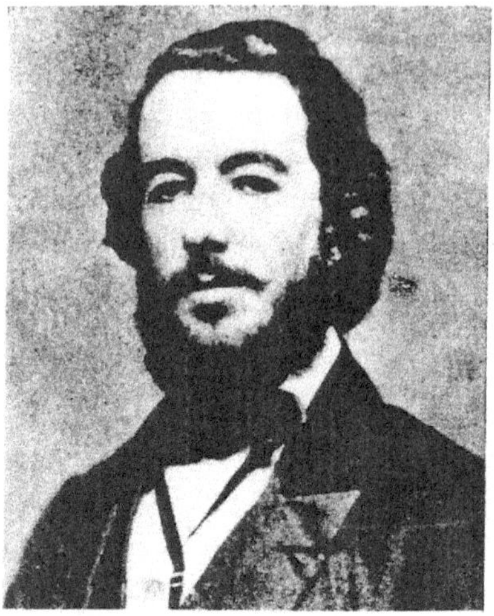

Dr James Baxter Bean (1834-1870)[299].

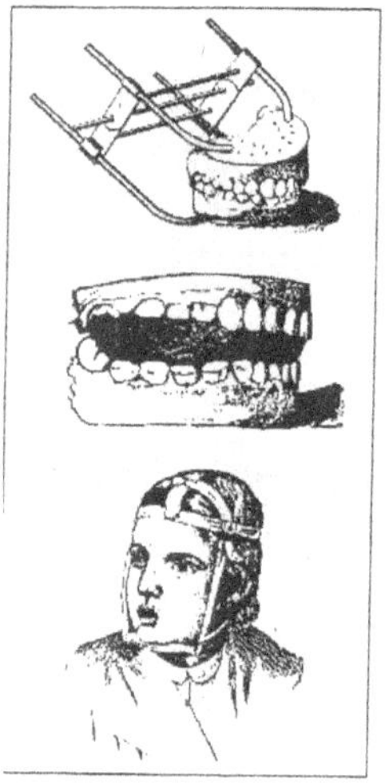

Schéma explicatif de l'attelle inter-dentaire de James B. Bean.

[299] Cf. The Dr Samuel D. Harris National Museum of Dentistry, Baltimore, 2005, © The Dr SDHNMD.

Voici trois rapports du Dr James Baxter Bean.

1er cas :

Sergent J. L. B. de la 7ème compagnie du Texas[300]. Blessure par balle responsable de fractures multiples de la mâchoire supérieure et de l'inférieure. Blessé le 3 septembre 1864. Admis au Blind Asylum Hospital de Macon en Géorgie, le 4 septembre 1864. Balle entrée au milieu de la joue droite ayant percuté la seconde molaire supérieure. Les trois molaires supérieures ainsi qu'une ou deux inférieures ont été arrachées au passage. L'os est cassé entre la molaire inférieure et une prémolaire. La fracture s'étend vers le bas. La voûte palatine est également fracturée. La balle a fini par percuter les molaires du côté opposé. La mâchoire inférieure s'est complètement rompue après les prémolaires et de gros fragments désolidarisés sont présents dans la blessure à l'arrivée du malade à l'hôpital. Le 6 septembre, le patient ne peut se nourrir qu'avec une paille et un entonnoir. La langue est enflée et les fragments antérieurs déplacés. Le 20 septembre, les fragments osseux sont extraits. Le 24 septembre, une attelle inter-dentaire est posée ainsi que des compresses et un bandage occipito-frontal. Le 3 octobre, les fragments sont en position. Une soudure osseuse débute. Le 4 octobre, le patient est soulagé. Il reçoit une permission de 60 jours. Le 8 décembre, il revient à l'hôpital. L'os est ressoudé, les dents ont retrouvé un antagonisme parfait. Il n'y a pas de déformation. Les mâchoires ne sont pas encore assez solides pour mastiquer.

2ème cas :

Major général James Patton Anderson de l'armée du Tennessee[301]. Blessure par balle. Fracture compliquée de la mâchoire inférieure[302]. Blessé le 31 août 1864 à Jonesboro en Géorgie. La balle est entrée dans la joue gauche à environ 1 cm

---

[300] Cf. Tebo Heyl, 1976, pp. 34-35.
Ce patient est le 49ème cas traité par ce système. Il en est fait état dans l'article du chirurgien général confédéré Covey en date de septembre 1866.

[301] Cf. Tebo Heyl, 1976, pp. 34-35.
Ce patient est le 50ème cas traité par ce système. Il en est fait état dans l'article du chirurgien général confédéré Covey en date de septembre 1866.

[302] Cf. Hyson John Jr & Foley Gardner, 1997, pp. 77-81.

de l'angle de la mâchoire entraînant une fracture multiple. Des fragments d'os sont retirés sur place et le patient arrive dans nos locaux le 3 septembre, avec une blessure propre, l'hémorragie s'étant calmée. Le 5 septembre, le gonflement a diminué. Aucun signe d'hémorragie. Un moulage de ses dents supérieures est effectué, ainsi que des fragments de la mâchoire inférieure. Le 10 septembre, l'attelle inter-dentaire est posée. Les dents sont forcées dans leurs positions respectives. L'ensemble est maintenu par des compresses et par un bandage occipito-frontal. Le 11 septembre, les dents sont bien disposées dans l'attelle. Le patient est tranquille et est capable d'ingurgiter des aliments liquides. Le 20 septembre, l'attelle est retirée. Les fragments osseux sont parfaitement repositionnés, sans déplacement. Le 1er novembre, je trouve les fragments bien soudés et le patient peut utiliser à nouveau ses dents, celles-ci étant plutôt solides[303]. Pas de déformation constatée. Prononciation à peine modifiée…
Après examen du malade, le Dr Covey fait un constat étonnant[304].
« Les bords de la fracture du général Anderson se sont réunis avec si peu de déformation et un antagonisme des dents si parfait qu'une inspection minutieuse ne révèle pas que sa mâchoire a été fracturée[305]. »

<u>3ème cas</u> :
Le 17 septembre 1862, le colonel John Brown Gordon est blessé grièvement à la face à Antietam dans le Maryland, par une balle qui lui a traversé la joue gauche et la mâchoire. C'est sa 5ème blessure de la journée. Laissé pour mort sur le champ de bataille, il aurait pu y rester baignant dans son sang. Il est finalement emmené et traité par un chirurgien. Sa convalescence dure deux mois et il est finalement nommé brigadier général. Sa fracture de la mâchoire est réduite et traitée au moyen d'une attelle inter-dentaire[306].

---

303 Cf. Tebo Heyl, 1976, pp. 34-35.
304 Cf. Hyson John Jr & Foley Gardner, 1997, pp. 77-81.
305 Cf. Hyson John Jr & Foley Gardner, 1997, pp. 77-81.
306 Cf. Eckert R. L., *John Brown Gordon: Soldier, Southener, American*, Louisiana State University Press, Baton Rouge, 1959; 7: 111.

Dr Adalbert J. Volck (1828-1912)

Adalbert Volck naît le 14 avril 1828, à Augsburg, en Allemagne. Très vite, dès l'enfance, le jeune garçon développe un intérêt certain pour l'art. Pendant plusieurs étés, il découvre différentes approches artistiques : céramique, collages, fer forgé, peinture, dessin, sculpture et caricature. Il entre vite à l'Institut polytechnique de Nuremberg où il fait la connaissance de nombreux artistes. En 1840, lorsque sa famille part vivre à Munich, il s'inscrit à l'université de Munich où il apprend la chimie[307].

Là, le jeune homme rejoint un groupe politique qui se réclame de la liberté individuelle. En mars 1848, associé à ses camarades, il marche sur Berlin pour protester contre les abus de la police royale. Ce mouvement révolutionnaire est défait par les troupes prussiennes. Le roi décrète alors que tous ceux qui ont participé à ce mouvement seront contraints d'incorporer l'armée pendant quatre années. Pour éviter cela, en novembre 1848, Adalbert et des centaines d'autres embarquent pour les Etats-Unis.

A peine arrivé à New York, Adalbert change son nom pour Volck et renonce ainsi à ses origines. Il fait des petits métiers et se rend à Saint Louis. Il gagne l'Ouest et participe à la grande ruée vers l'or de 1848-1849. En 1850, il décide de partir pour Boston. Il y fait la connaissance de Nathan Cooley Keep[308] qui a débuté à 22 ans, en ouvrant un laboratoire de chimie, avant de devenir dentiste. Adalbert y entame des recherches sur la céramique dentaire.

En 1851, Chapin Harris le débauche et lui offre un poste d'enseignant en chimie à l'Ecole dentaire de Baltimore. Volck

[307] Cf. Christen A. G. & Christen A. J., « Adalbert J. Volck (1828-1912): Confederate dentist, artist and Anti-Lincoln Satirist », in *J. Hist. Dent.*, March 2001; 49 (1): 17-23.

[308] Voir le chapitre « Hommage aux premiers dentistes noirs américains ».

accepte sans hésiter. En 1852, à l'âge de 24 ans, il obtient un DDS de cette institution. Il est second de sa promotion[309].
Après son diplôme, il entame un exercice en cabinet qui se révèle très vite florissant. Il s'associe avec les Drs Harris, Cone et Blandy. A côté de cela, il poursuit ses recherches sur la céramique dentaire et continue à enseigner la chimie. Il met au point les inlays en céramique en 1857. Sur le plan métallurgique, ses avancées constituent une contribution importante à la chirurgie dentaire. Il préconise la transplantation dentaire de dents dans des alvéoles dont les organes sont préalablement enlevés. Il s'intéresse aussi énormément à l'éthique et est un membre fondateur de la Société américaine des chirurgiens-dentistes. En 1883, il participe en tant que membre actif à la création de la Société dentaire de l'Etat du Maryland[310]. Son travail lui confère une notoriété importante au sein de la profession qui reconnaît son mérite.
Le 6 juillet 1852, il se marie avec une de ses patientes. De cette union, naissent cinq enfants. Sa femme décède le 6 juillet 1902.
Au tout début de la guerre de Sécession, Volck est un ardent militant de la cause défendue par Lincoln, puis il devient, par la suite, un fervent partisan de la Confédération, en pensées, en paroles et en actes.
Lorsque le conflit éclate, le Maryland ne rejoint pas les rangs de la Confédération, mais il n'en demeure pas moins qu'une profonde sympathie en faveur du Sud y existe et Baltimore n'est pas en reste. Mais, bien vite, les exactions de l'armée de l'Union persuadent ses habitants de s'engager contre elle. Baltimore paie un lourd tribut à la guerre par sa production

---

[309] Au cours de sa carrière, Volck affirme avoir obturé avec de l'amalgame, environ 365 544 dents, *« sans qu'aucune n'ait eu à souffrir le moindre mal »*.
La *guerre de l'Amalgame* se déroule aux Etats-Unis, entre 1834 et 1850, avec un pic en 1843. Elle oppose les partisans de l'amalgame à base de mercure utilisé comme obturation dentaire à ses détracteurs. Cette pratique est introduite par les frères Crawcour de Paris en 1833/1834. Le contentieux porte sur l'usage de l'amalgame comme obturation dentaire qui serait une mauvaise pratique parce que le mercure contenu dans cette restauration pourrait empoisonner le patient. En 1840, l'American Society of Dental Surgeons demande à ses membres de prendre l'engagement de ne plus employer d'amalgame. En 1855, les résolutions réclamant l'abandon de l'amalgame sont annulées (Cf. Christen A. G. & Christen A. J., 2001, p. 18).
[310] Cf. Christen A. G. & Christen A. J., 2001, pp. 17-23.

industrielle et un blocus qu'elle subit pendant quatre longues années[311].
Le 2 mai 1863, lorsque le général Stonewall Jackson est tué par ses propres hommes, Volck réalise le masque de son visage. Il le vend plus tard au musée Valentine de Richmond en Virginie.
Le tout premier dessin satirique paraît dans le *Harper's Magazine*, le 17 août 1862. Bien souvent sarcastiques et calomnieux, ils sont souvent réalisés, dans les premiers temps, par Thomas Nast (1840-1902). Lincoln dit de lui qu'il est un des plus grands recruteurs de l'Union. Il est à l'origine du dessin de Santa Claus toujours reconnu aujourd'hui. A partir de 1863, en réponse, Volck fait paraître une série de 29 dessins caricaturaux mettant en scène le plus souvent Abraham Lincoln dans des situations très désavantageuses. Il aurait commencé ses croquis à la suite de la bataille de Bull Run, en 1861. Il les signe avec le pseudonyme V. Blada. Il dénonce, à travers eux, la violence des troupes nordistes, fait une critique acerbe des dirigeants unionistes et affirme une foi indéfectible envers la cause sudiste. Le premier à être pris pour cible est le général Butler. Pour ce motif, Volck est incarcéré en 1861.
Parmi ces portraits vitriolés, il représente notamment Lincoln piétinant la Constitution américaine, ou traversant Baltimore pour se rendre à Washington d'une manière sournoise et lâche, ou en marionnettiste manipulant tous ses proches collaborateurs, ou en Don Quichotte, etc[312].
Après la guerre, il ne regrette aucun de ses dessins, à l'exception de ceux touchant le président martyr assassiné.
Le 14 avril 1898, l'Association des chirurgiens-dentistes de Baltimore célèbre les 70 ans de notre homme au cours d'un repas organisé en son honneur.
La guerre n'arrête pas son œuvre pour autant. Il se retire de la profession en 1902. Mais, son œuvre artistique ne s'arrête pas et c'est lui qui peint le portrait du général Robert Lee exposé au musée Valentine de Richmond en Virginie. En 1872, il réalise les 15 illustrations de la biographie consacrée au même général Lee, écrite par Emily Mason. En 1909, notre artiste réalise un sublime bas-relief commémorant l'action des femmes sudistes.

[311] Cf. Christen A. G. & Christen A. J., 2001, pp. 17-23.
[312] Cf. Christen A. G. & Christen A. J., 2001, pp. 17-23.

Ce dernier est visible au musée de la Confédération à Richmond.
Bien évidemment, sa dévotion à la cause sudiste n'est pas sa seule source d'intérêts artistiques. Sa production est très importante, si importante, qu'elle le consacre en 1872, au sein de l'Académie des arts du Maryland[313].
Adalbert Volck ne combat pas, mais il démontre rapidement un soutien inconditionnel pour la cause sécessionniste. Il devient contrebandier, un refuge pour les soldats sudistes blessés, un espion et un messager du président Jefferson Davis.
Volck meurt le 26 mars 1912, à l'âge de 84 ans. Il est enterré au Loudon Park Cemetery de Baltimore, dans le Maryland, à côté de sa femme. Il gît près du monument dressé en hommage au général sudiste Stonewall Jackson.

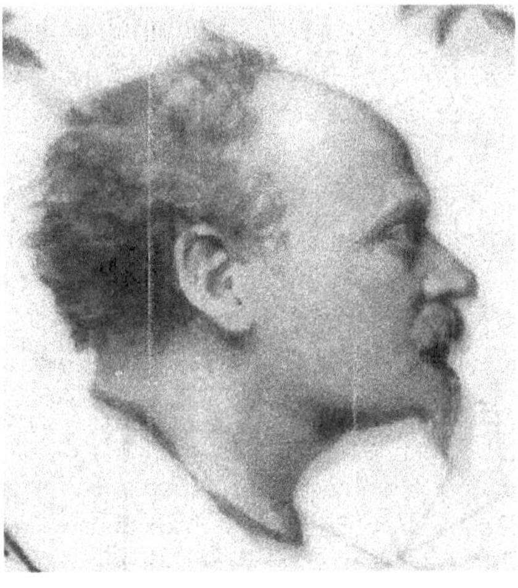

Dr Adalbert J. Volck (1828-1912)[314].

[313] Cf. Christen A. G. & Christen A. J., 2001, pp. 17-23.
[314] Courtesy of National Museum of Dentistry, Baltimore, MD, 2012, (Autoportrait de Volck peint sur une assiette).

Hommage aux premiers dentistes noirs américains

La guerre de Sécession se termine le 9 avril 1865. L'esclavage est aboli. Les Noirs obtiennent des droits civiques. Ils sont libres. Pourtant, leur situation est extrêmement précaire. Dans le Sud, des mouvements xénophobes se manifestent contre eux avec une grande violence. Dans le Nord, la société se désintéresse d'eux au point qu'ils ont le plus grand mal à accéder aux urnes pour voter. Le racisme y est latent et sournois, y compris au sein de l'armée qui ne cesse de promulguer des notes discriminatives visant à écarter tous les hommes de couleur[315]. Ces derniers sont donc libres, oui, mais libres de ne pas trouver de travail qui leur est refusé, libres de vivre dans des logements insalubres parce qu'ils n'ont pas d'argent pour trouver un habitat décent.
Certains en viennent même à regretter leur ancienne condition[316]. C'est dans un contexte plus que morose, que des hommes parviennent à s'élever malgré tout. A force de courage, de volonté, de persévérance et d'abnégation, malgré l'adversité qu'ils rencontrent, quelques-uns réussissent à entreprendre des carrières remarquables. Voici l'histoire de trois d'entre eux qui sont devenus dentistes...

Robert T. Freeman (1846-1873) est un noir né à Washington D. C. Il est un des fils d'une famille d'esclaves[317]. Alors jeune homme, un dentiste local, le Dr Henry Bliss Noble, loue ses services. Il commence en tant qu'employé et finit comme

---

[315] Cf. Hyson John Jr, *African-American dental surgeons and the U.S. Army Dental Corps: a struggle for acceptance, 1901-1919*, Office du chef de l'U.S. Army Dental Corps, Virginie, sans date.

[316] Cf. Kaspi André, 1992.

[317] Cf. Ott Chris, « Freeman, Robert Tanner (1846-1873) », in *http//:www.ada.org*, 2007-2008, p.1.

assistant dentaire. Le Dr Noble l'encourage alors à poursuivre une carrière dans la dentisterie pour soulager la souffrance de ses coreligionnaires. Après avoir postulé sans succès auprès de deux écoles dentaires pour pouvoir y suivre des études, il arrive à Boston et demande à rencontrer le doyen Nathan Cooley Keep (1800-1875)[318].

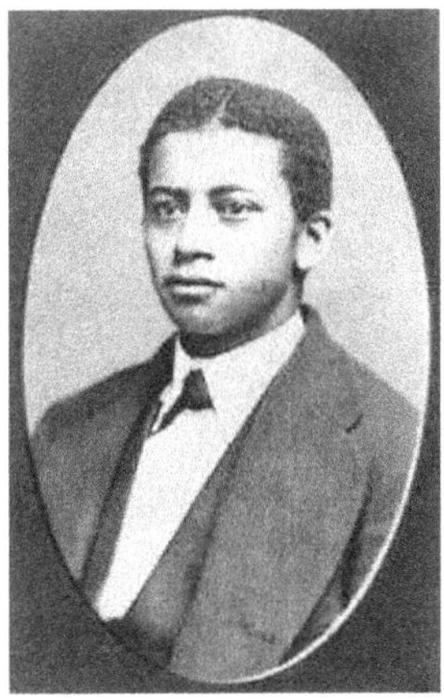

George Franklin Grant (1846-1910) en 1870,
photographie tirée du livre annuel des étudiants de Harvard[319] (domaine public).

Sur la recommandation de Keep, l'université de Harvard décide que la couleur ne doit pas être un barrage à l'admission d'un étudiant. Robert T. Freeman est ainsi accepté à l'âge de 22 ans et est pris parmi les 16 élèves de la première promotion de la toute nouvelle école dentaire de Harvard, cinquième école dentaire ouverte en 1867, référencée sur le territoire[320]. Il est diplômé en 1869[321]. Il est le premier afro-américain à être diplômé dans une école dentaire[322]. Avec son DDS en poche, il regagne Washington et ouvre son propre cabinet dentaire dans

[318] Cf. www.countaway.harvard.edu, Harvard Medical School, Boston, communication personnelle, 2006.
[319] Cf. http://en.wikipedia.org, *George Franklin Grant*, 2009, p. 1.
[320] Cf. Riaud Xavier, 2006.
[321] Cf. http://www.answers.com, *Nathan Cooley Keep*, 2006, pp.1-2.
[322] Cf. Riaud Xavier, *Les dentistes, détectives de l'Histoire*, L'Harmattan (éd.), Collection Médecine à travers les siècles, Paris, 2007.

le même bâtiment que son mentor. Il décède quatre ans plus tard[323].

Nathan Keep est né le 23 décembre 1800, à Longmeadow, dans le Massachussetts[324]. Adroit de ses mains, il s'intéresse très vite à la dentisterie après un apprentissage chez un bijoutier local. En 1821, il se rend à Boston. En 1827, il est diplômé de l'Harvard Medical School. Il pratique l'art dentaire pendant 40 années. Il est salué unanimement pour ses compétences. En 1843, pour l'ensemble de sa carrière, il reçoit le diplôme de docteur en chirurgie dentaire à titre honorifique du Baltimore College of Dental Surgery. Keep invente de nombreux instruments dentaires et est un des premiers à avoir fabriqué des dents en porcelaine. Keep est aussi le premier à avoir utilisé l'anesthésie à l'éther pour des accouchements, notamment le 7 avril 1847, lors de la naissance de la fille de Fanny Longfellow. Il participe au procès de John Webster, le meurtrier de Georges Parkman. C'est la première fois qu'un travail dentaire sert de preuve lors d'un procès. L'assassin est condamné à mort. En 1867, la première annonce de la création de l'Ecole dentaire de l'université de Harvard est publiée. Nathan en devient le premier doyen, ce qui semble normal au vu des infatigables démarches entreprises par le dentiste pour que cette école voit le jour. Le rêve de Keep aboutit et Harvard devient ainsi la première école dentaire du monde évoluant au sein d'une université. Ses décisions sur un plan administratif démontrent son caractère admirable et ses valeurs morales remarquables.
La devise de Keep est dès lors *« Justice et droit au-dessus des convenances*[325] ». Son action dans le cas de Freeman a mis en avant ses qualités de chef qui l'ont aidé considérablement à établir une aura de moralité et d'équité qui, même encore aujourd'hui, rayonne sur l'université. Nathan Cooley Keep meurt en 1875. Une statue rend hommage à son rôle prépondérant dans la fondation de l'Ecole dentaire de Harvard. Elle se situe dans les jardins de l'école.

---

[323] Cf. http://www.answers.com, *Nathan Cooley Keep*, 2006, pp.1-2.
[324] Cf. http://www.answers.com, *Nathan Cooley Keep*, 2006, pp. 1-2.
[325] Cf. http://www.answers.com, *Nathan Cooley Keep*, 2006, pp. 1-2.

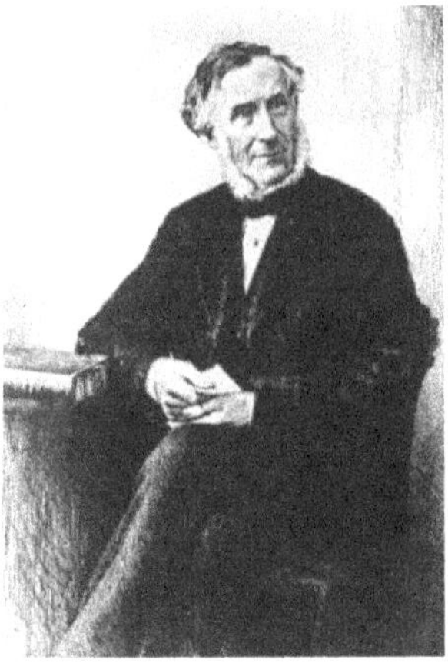

Dr Nathan Cooley Keep (1800-1875)[326].

George Franklin Grant naît le 15 septembre 1846, à Oswego, dans l'Etat de New York. Ses parents sont des anciens esclaves. Âgé de 15 ans, un dentiste local, le Dr Albert Smith, loue ses services alors qu'il est garçon de courses. Il devient vite assistant de laboratoire et le Dr Smith l'encourage à poursuivre une carrière de dentiste. Il entre à l'Ecole dentaire de Harvard en 1868. Il est dans la même promotion que Robert T. Freeman. Il en sort diplômé en 1870. Après avoir été reçu, il devient le premier afro-américain à être enseignant au sein de l'Ecole dentaire de Harvard en 1871. Il y reste 19 ans. Il se spécialise dans le traitement des fentes palatines. Sa première patiente a 14 ans et en 1889, il a traité pas moins de 115 cas. Il dépose un brevet pour un palais court, un dispositif prothétique qui permet au patient de parler plus convenablement. Il est le fondateur et le président de la Société dentaire de Harvard. Il est membre de l'Association des élèves de l'Ecole dentaire de Harvard. Il en est élu le président en 1881. Passionné de golf, il dépose un brevet pour un tee taillé dans du bois et recouvert de gutta-percha[327]. Il décède en 1910 d'une maladie du foie[328].

---

[326] Cf. www.countaway.harvard.edu, Harvard Medical School, 1870, © HMS.
[327] Brevet US 638 920 du 12 décembre 1899.
[328] Cf. Ott Chris, « Grant, George Franklin (1847-1910) », in *http//:www.ada.org*, 2007-2008, p.1.

William Thomas Jefferson (1864-1925) est né à Washington D. C. En 1886, il entame ses études dentaires sous la direction du Dr Frederick B. Mill à Bermingham, dans le Connecticut. A l'automne 1889, il entre au département dentaire de l'université d'Howard à Washington D. C., mais, en mars 1890, il demande son transfert pour l'Ecole dentaire de Chicago où il est diplômé le 24 mars 1891. Par la suite, il s'installe dans cette ville. Après avoir rejoint les Chevaliers de Pythias[329], il devient membre de la compagnie D du 9ème bataillon, le 1er avril 1895. En mai, il est élu sous-lieutenant à l'unanimité, puis lieutenant, le 4 novembre de cette même année. Lors de la guerre hispano-américaine qui éclate en 1898, Jefferson est promu au grade de capitaine de la compagnie D, le 21 juillet. Malheureusement, deux mois plus tard, il est atteint de la malaria et est hospitalisé[330]. Malgré tout, il continue à servir dans son régiment à Cuba, puis à San Luis de Cuba, en février 1899. En plus de ses responsabilités d'officier de ligne, William parvient à trouver du temps pour prodiguer des soins dentaires aux membres de son régiment. Il décrit son expérience active durant la guerre de la manière suivante : *« Alors que je servais, je m'aperçus de la nécessité d'un dentiste et je fis don de mes services à l'hôpital pour les officiers, et les soldats du 8ème régiment d'Illinois, le 23ème du Kansas, et le 9ème de Louisiane. »* Le Dr Jefferson est, selon toute vraisemblance, le premier dentiste noir à avoir pratiqué la dentisterie dans l'armée américaine. Il est déchargé de son régiment à Chicago, le 3 avril 1899. Il continue sa carrière militaire au sein de la Garde nationale d'Illinois jusqu'en 1916 et est nommé inspecteur de l'entraînement de l'infanterie légère avec le rang de lieutenant[331].

Le 3 septembre 1899, William est de retour à son cabinet sur State Street à Chicago où il affiche, sur son entête, la publicité suivante : *« Spécialiste de la couronne en or et du bridge »*. Il essaie bien de contacter des membres du gouvernement de

[329] Les Chevaliers de Pythias (Knights of Pythias) est une société fraternelle avec le même mode de fonctionnement que la franc-maçonnerie. Celle-ci a ses rituels, ses codes de reconnaissance et organise des cérémonies à vocation religieuse. Louis Armstrong en aurait fait partie.

[330] Cf. Hyson, sans date.

[331] Cf. Hyson, sans date.

l'époque pour la création d'un régiment d'hommes de couleur, mais cette démarche est classée sans suite.
William Thomas Jefferson décède à Chicago, le 26 octobre 1925[332].

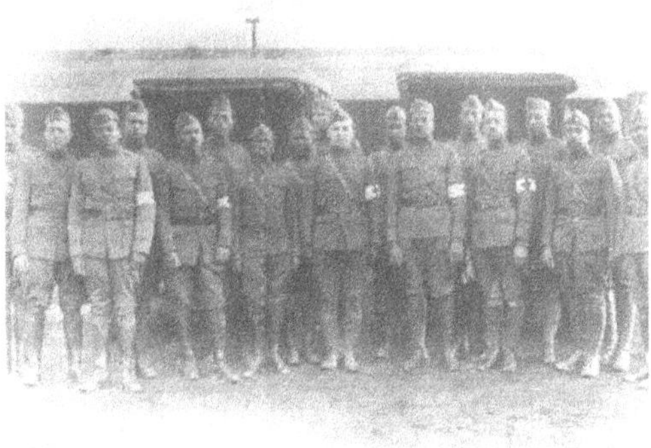

Officiers dentaires noirs, 92ème division, 1918[333] (domaine public).

[332] Cf. Hyson, sans date.
[333] Cf. Hyson, sans date.

Les dents d'Abraham Lincoln (1809-1865)

Peu de choses sont connues de la bouche d'Abraham Lincoln, le 16ème président des Etats-Unis, le chef de l'Union, le vainqueur de la guerre de Sécession, mais aussi le premier président assassiné.
Quatre visites chez le dentiste sont répertoriées actuellement. Une d'entre elles est mentionnée dans une lettre envoyée à Mary Speed, la meilleure amie de sa demi-sœur, le 27 septembre 1841.
« Te souviens-tu de ma venue dans cette ville pour me faire enlever une dent et du ratage consécutif à ce geste ? Et bien, cette bonne vieille dent m'a fait souffrir de nouveau tellement qu'il y a une semaine, j'ai dû me la faire enlever (sans anesthésie), *ce qui m'a coûté un morceau de l'os maxillaire qui est venu avec. Ma bouche est à présent si douloureuse que je ne peux ni parler, ni manger. En fait, je ne subsiste que dans le souvenir des saveurs, ce qui est insuffisant sur le plan alimentaire. Je vis dans le souvenir notamment des plats de pêches à la crème que je mangeais chez toi*[334]*. »* Apparemment, il a fallu deux consultations pour extraire cette dent. Cet épisode malheureux serait survenu lorsque Lincoln séjourne à Louisville dans le Kentucky[335]. Le futur président en garde un vrai traumatisme psychologique et une véritable appréhension concernant les dentistes.
En 1856, alors qu'il est de passage à Milton Station (Humbolt aujourd'hui) dans l'Illinois, en route vers Chicago, il s'arrête au

---

[334] Cf. Norton R. J. (e), « Abraham Lincoln Personal Data and Trivia », in *Abraham Lincoln Research Site*, http://members.aol.com/RVSNorton, 2012, pp. 1-12.
[335] Cf. Gary Ralph, *Following Lincoln's Footsteps*, Carroll & Graf, New York, 2001, p. 227.

cabinet dentaire du Dr Wesley Wampler qui lui enlève une dent avec un élévateur au manche en ivoire[336].
En 1862, souffrant d'une rage de dent importante, il consulte le Dr G. S. Wolf qui a son cabinet dentaire proche de l'église où le président se rend habituellement, au 1313 New York Avenue, à Washington. Alors que le dentiste s'apprête à lui extraire une dent, alors que ce dernier vient de choisir avec grand soin son davier, Lincoln lui demande de s'arrêter un instant. Le Président sort alors une bouteille de chloroforme, l'inhale à plusieurs reprises et, endormi, donne le feu vert au praticien pour qu'il puisse opérer. L'extraction de la dent se fait sans aucune douleur[337]. Par contre, comme le révèle une lettre écrite par J. H. Littlefield à William Herndon, le 11 décembre 1866, *« M. Lincoln, un soir de 1862 à la Maison blanche, a beaucoup souffert à cause d'une dent qui venait de lui être arrachée. En dépit de cette douleur qui l'afflige, il bavardait avec un certain humour, avec ça et là, un éclair de logique qui montrait qu'il avait compris la situation*[338]*. »*
Il y a probablement eu d'autres visites chez d'autres dentistes, mais aucune trace ne subsiste de ces rencontres. Ainsi, il a pu consulter le Dr Josiah Crawford, médecin près de Gentryville, dans l'Indiana, qui réalisait souvent des extractions dentaires chez ses patients. Le Dr A. W. French a admis avoir soigné des membres de la famille de Lincoln. Ses fiches ne signalent pas qu'il a jamais reçu le futur président à son cabinet. De fait, il ne faisait des fiches que pour les patients qui ne le payaient pas[339].
Quant à son aspect physique, le rapport d'autopsie ne rapporte rien concernant ses dents. Sur les 119 photos prises de Lincoln, avec ou sans barbe, aucune ne montre ses dents. Ne sourit-il pas parce qu'il a honte de montrer ses dents ? En fait, deux éléments laissent supposer que non. Les photos sont prises à l'époque dans une posture particulière qui n'autorise pas de sourire. Enfin, il est de notoriété qu'outre sa fonction présidentielle lourde de responsabilités, surtout en période de

[336] Cf. Hine M. K., « The Dental Problems of Abraham Lincoln », in *Bull. Hist. Dent.*, 1974 Jun, 22(1): 1-8.
[337] Cf. Hine M. K., 1974, pp. 1-8.
[338] Cf. Hine M. K., 1974, pp. 1-8.
[339] Cf. Hine M. K., 1974, pp. 1-8.

guerre, Lincoln est atteint d'une dépression chronique qui l'a beaucoup accaparé.
Selon divers observateurs, il a eu les lèvres bosselées et une lèvre inférieure particulièrement grosse, donc une supérieure plus fine. Cela traduirait-il des absences dentaires ? Il a eu aussi une grosse bosse sur la joue de droite[340].
Certains auteurs disent qu'il a des dents sales et d'autres, qu'il a de larges incisives blanches. Si la dentisterie est bien établie à Washington dans les années 1860, ce n'est pas le cas dans l'Illinois ou l'Indiana. Aussi, est-il peu probable, par habitude, qu'il ait été chez des dentistes souvent[341].
De plus, la plupart des auteurs s'accordent à considérer qu'il a eu de relatives bonnes dents. Ceci explique aussi pourquoi si peu de ses visites chez le dentiste sont recensées. Trois raisons émergent de cette affirmation :
- Il a grandi près de points d'eau dans l'Indiana du sud et dans le Kentucky qui sont très riches en fluor (> 1 ppm).
- A propos de son hygiène dentaire, il est vu achetant une brosse à dents en juin 1843 et une autre le 18 mai 1853. En 1862, dans le *New York Times*, paraît une publicité pour un dentifrice approuvé par Mme Lincoln alors qu'elle est à la Maison blanche. Voici un extrait de la lettre envoyée au journal à cet effet : *« Ce dentifrice est très bien pour nettoyer les dents, purifier l'haleine et pour les blanchir, Mme Lincoln[342] ».*
Le président Lincoln lui-même a écrit pour approuver un shampoing, un savon et une lotion pour les jambes. Ce type de pratique est à l'époque usuel.
- Abraham Lincoln mange peu et son régime alimentaire est dépourvu d'hydrates de carbone, ou de glucose, qui sont responsables des caries. Il ne mange que pour se sustenter, sans écart le plus souvent, ni frugalité. Il n'a pas de grande attirance pour les desserts, donc pour tout ce qui est sucré, et ne se contente la plupart du temps que d'un fruit ou d'une part de

---

[340] Cf. Sotos John G., *The Physical Lincoln: Finding the Genetic Cause of Abraham Lincoln's Height, Homeliness, Pseudo-Depression, and Imminent Cancer Death*, Mt. Vernon Book Systems, Mt. Vernon, USA, 2008 & cf. http://www.doctorzebra.com, *The Health and Medical History of the President Abraham Lincoln*, 2000-2009, pp. 1-9.
[341] Cf. Hine M. K., 1974, pp. 1-8.
[342] Cf. Hine M. K., 1974, pp. 1-8.

tarte aux pommes maison. Il ne fume pas et ne boit pas. Bref, son alimentation est dénuée d'aliments cariogènes[343].

[343] Cf. Hine M. K., 1974, pp. 1-8.

Le cancer d'Ulysses S. Grant (1822-1885)

Ulysses S. Grant, général et chef d'état-major pendant la guerre de Sécession, en fait son vainqueur, 18ème président des Etats-Unis d'Amérique élu pour deux mandats en 1869 et 1877, meurt le 23 juillet 1885, d'un carcinome de la langue et des amygdales avec extension de la tumeur au pharynx, et au larynx. Le 8 novembre 1884, souffrant du côté droit de la tête et du visage, Grant consulte le Dr Frank Abbott sur la recommandation de son médecin personnel. Le dentiste diagnostique un abcès à l'apex de la racine antérieure de la première molaire droite au maxillaire. Aussitôt, il l'enlève et le président est immédiatement soulagé[344]. Le 14 novembre, venu pour un examen de contrôle, Abbott décide d'enlever la seconde et la troisième molaires du même côté qui sont très entartrées, pensant aussi qu'elles contribuent au développement de la lésion cancéreuse de la langue et de la gorge, objectivée 5 mois plus tôt, en juin 1884. Il n'a pas fallu d'ailleurs attendre l'automne 1884 afin de voir Grant consulter le Dr John H. Douglas, un spécialiste de la gorge hautement respecté, pour une induration de la langue. Ce dernier estime alors que le cas n'est pas désespéré. Pourtant, le médecin ne veut pas d'une opération chirurgicale. Il demande au président d'arrêter de fumer et d'appliquer un astringent, et une solution antiseptique pour débrider les tissus malades, ainsi qu'une solution de nitrate d'argent, une poudre iodoforme, et de l'hydrogène peroxydé de façon topique sur la lésion linguale. Très vite, cette atteinte évolue en épithélioma de la langue. Grant souffre beaucoup avant de mourir[345]. Le dentiste Frank Abbott, quant à lui, a affirmé qu'une molaire brisée avait causé l'irritation à la base

344 Cf. Hyson John, Whitehorne Joseph & Greenwood John, 2008, pp. 100-101.

345 Cf. Hyson John, Whitehorne Joseph & Greenwood John, 2008, pp. 100-101.

de sa langue. Aggravée par son tabagisme important, cette atteinte s'est transformée en lésion cancéreuse qui a touché le pharynx et les glandes lymphatiques. Quand Grant est enfin venu en consultation, il était déjà trop tard[346].

A la fin de sa vie, il est aussi soigné par un dentiste sudiste, le Dr Henry Parr (1843-1932)[347].

346 Cf. Hyson John, Whitehorne Joseph & Greenwood John, 2008, pp. 100-101.

347 Cf. Hyson John Jr & Swanson Ben, 1996, pp. 53-60.

John Wilkes Booth (1838-1865) et Lewis Thornton Powell (1844-1865) : identifications controversées de deux conjurés sudistes responsables de la mort d'Abraham Lincoln

Les parents de Booth, acteurs shakespeariens anglais, émigrent aux Etats-Unis en 1821 et s'installent dans une ferme de Bel Air dans le Maryland, où John Wilkes naît en 1838.
Sa scolarité est assez chaotique et c'est à l'âge de 17 ans qu'il monte sur scène la première fois[348]. Il y joue le comte de Richmond dans la pièce de Shakespeare, *Richard III.* Il ne rejoue pas avant 1857, quand il rejoint le *Arch Street Theater* de Philadelphie. En 1858, il est accepté en tant que membre de la compagnie du Théâtre de Richmond. Très vite, les critiques saluent ses prestations et le surnomment *« L'homme le plus beau d'Amérique »*.
Le 2 décembre 1859, John Brown, l'abolitionniste, est pendu pour sa responsabilité dans l'attaque de Harper's Ferry. Booth, muni d'un uniforme de la milice de Richmond, rejoint les gardes autour du tribunal où Brown est jugé. Il accompagne le condamné jusqu'au pied de la potence.
Le 6 novembre 1860, Lincoln est élu à la Présidence des Etats-Unis d'Amérique. Aussitôt, dans un pamphlet très agressif, Booth vilipende la politique du nouveau chef d'Etat et manifeste sa sympathie pour la cause sécessionniste.
Le 12 avril 1861, la guerre éclate. Lincoln déclare la loi martiale dans le Maryland, un Etat frontière de Washington D.C., et les sudistes qui s'y trouvent sont aussitôt emprisonnés.

[348] Cf. Kimmel S., *The Mad Booths of Maryland*, Bobbs-Merrill, Indianapolis, USA, 1940.

La famille de John est divisée. Aussi, l'acteur promet-il à sa mère de ne pas s'enrôler dans l'armée sudiste[349].
Malgré tout, Booth se fait arrêter pour des propos jugés anti-gouvernementaux.
Il enchaîne les rôles et croise la route de Lincoln à plusieurs reprises. Ainsi, le 9 novembre 1863, Lincoln se tient déjà dans la loge 7 du Théâtre Ford où il sera assassiné deux ans plus tard. En face de lui, sur la scène, Booth joue le rôle de Raphaël dans *Le cœur de marbre* de Charles Selby. A un moment de la représentation, Booth se serait tourné vers Lincoln en pointant vers lui son doigt et aurait déclamé une ligne de son texte en sa direction.
Booth joue encore dans ce théâtre, le 18 mars 1865. C'est sa dernière représentation. Toutefois, pour y avoir officié de nombreuses fois et parce que sa famille est amie avec son propriétaire John T. Ford, l'acteur peut y pénétrer de jour comme de nuit.
En 1864, la guerre bascule définitivement en faveur du Nord. Booth fomente un complot qui vise à enlever Lincoln et à l'échanger contre la libération de nombreux soldats sudistes. A cette fin, il recrute de vieux amis prêts à en découdre avec les autorités fédérales.
A l'été 1864, l'acteur contacte plusieurs confédérés importants à Boston dans le Massachusetts. En octobre 1864, il gagne Montréal pour y rencontrer les responsables de la cellule confédérée et afin d'y exposer son projet.
Après la réélection de Lincoln en novembre 1864, Booth retrouve des sympathisants sudistes à la maison de Mary Suratt.
Le 25 novembre 1864, il joue Julius Caesar avec ses frères Edwin et Junius[350]. Ce sera l'unique fois.
Avec ses complices, Booth tente à deux reprises d'enlever Lincoln, sans y parvenir toutefois puisque les deux fois, le Président est amené à changer ses plans au dernier moment.
Le 9 avril 1865, le général Lee se rend à Appomattox.
Le matin du 14 avril 1865, Booth apprend que Lincoln et sa femme doivent assister le soir même à une représentation au

---

[349] Cf. Kauffman M., *American Brutus: John Wilkes Booth and the Lincoln Conspiracies*, Random House Inc., New York, USA, 2004.
[350] Cf. Kauffman M., 2004.

Théâtre Ford[351]. Aussitôt, il réunit son équipe, peaufine son action et met au point un plan d'évacuation. Il demande à Paine de tuer le secrétaire d'Etat Seward et, dans le même temps, il informe son comparse Atzerodt qu'il doit, de son côté, tuer le vice-président Johnson. Il espère en décapitant la tête du gouvernement fédéral, créer un mouvement de panique qui convaincra la Confédération de reprendre les armes.
A 20h25, Abraham Lincoln pénètre dans la loge 7 du Théâtre Ford à Washington pour assister à une pièce. A 22h10, un homme entre dans la loge officielle et tire une balle de Derringer à bout portant dans la nuque du chef d'Etat. Le 15 avril 1865, Lincoln décède à 7h22. Pour la première fois, un président est tué aux Etats-Unis[352].
Booth parvient à quitter Washington. Herold, un membre de la conjuration, l'attendait au dehors. Le meurtrier s'enfuit, mais sa jambe est brisée au cours de son échappée. Il est très vite identifié et sa tête est aussitôt mise à prix[353].
Il est poursuivi par le lieutenant Edward P. Doherty et le 16ème de cavalerie de New York. Il est pisté jusque dans le sud du Maryland, après avoir traversé le Potomac et la rivière Rappahannock. Booth est finalement encerclé dans la ferme de Richard Garett, près de Bowling Green, dans le comté de Caroline, en Virginie.
Le 26 avril 1865, les soldats donnent l'assaut. Très vite, les deux comparses de Booth se rendent, mais pas lui. Malgré les instructions, le sergent Boston Corbett lui tire dessus et le blesse grièvement dans le cou, lui brisant la colonne vertébrale. Pendant deux heures, l'homme agonise.
Le lieutenant Doherty envoie chercher un médecin à Port Royal qui arrive trop tard. Le corps est rapatrié, via le Potomac vers Washington, pour y être autopsié. C'est l'*USS Montauk*, un navire blindé, qui est chargé de cette mission.
Arrivé à Washington, les autorités convoquent toutes les personnes susceptibles d'avoir été en contact avec le criminel

---

[351] Cf. Norton R. J. (a), « John Wilkes Booth », in *Abraham Lincoln Research Site*, http://members.aol.com/RVSNorton, 2001, pp. 1-8.
[352] Cf. Catton B., *La Guerre de Sécession*, Payot (éd.), Paris, 2002.
[353] Cf. Swanson J. L., *Chasse à l'homme*, Albin Michel (éd.), 2007.

afin de l'identifier formellement[354]. Ainsi, le docteur John Frederick May a enlevé un gros fibrome dans le cou du meurtrier avant son méfait. Il retrouve sans peine la cicatrice de son intervention[355].

Le docteur William Merrill, dentiste de Booth, dont le cabinet se trouve au 344 Pennsylvania Avenue à Washington D. C., quant à lui, a soigné et obturé deux caries avec des plombages en or[356]. Après ouverture de la bouche du défunt, il confirme la présence des deux plombages. De son côté, Charles Dawson, réceptionniste au National Hotel où logeait Booth, confirme la présence d'un tatouage (ses initiales *JWB*) présent sur la main gauche entre le pouce et l'index. Enfin, D'autres personnes, trois pour être exact, reconnaissent formellement le corps.

Qui est le Dr William Merrill[357] ?
Il naît le 20 janvier 1833 à Standish dans le Maine. Il s'engage dans la compagnie A du 5ème régiment d'infanterie des volontaires du Maine, le 24 avril 1861. A l'âge de 28 ans, il passe premier lieutenant. Il a une carrière militaire courte et sans honneur. Il est très vite malade et quitte le service le 5 décembre 1861, atteint de pleurésie. Après avoir quitté le service, il exerce la dentisterie à Washington D.C. En 1865, son nom apparaît sur l'annuaire de la ville. Il est l'un des fondateurs de la D.C. Dental Society et en devient le président en 1866. Après 1896, il s'en retourne dans le Maine et finit ses jours à Gorham où il meurt le 16 août 1918.

---

354 Cf. Norton R. J. (b), « John Wilkes Booth's Autopsy », in *Abraham Lincoln Research Site*, http://members.aol.com/RVSNorton, 2001, pp. 1-4.
355 Cf. Norton R. J. (c), « John Wilkes Booth's final hours and the positive identification of the body », in *Abraham Lincoln Research Site*, http://members.aol.com/RVSNorton, 2001, pp. 1-4.
356 Cf. Hyson J. Jr & Kauffman M., « The Mystery of John Wilkes Booth's Dentist », in *J. Hist. Dent.*, Nov 1999; 47(3): 122-125.
357 Cf. Hyson John Jr & Kauffman Michael, 1999, pp. 122-125.

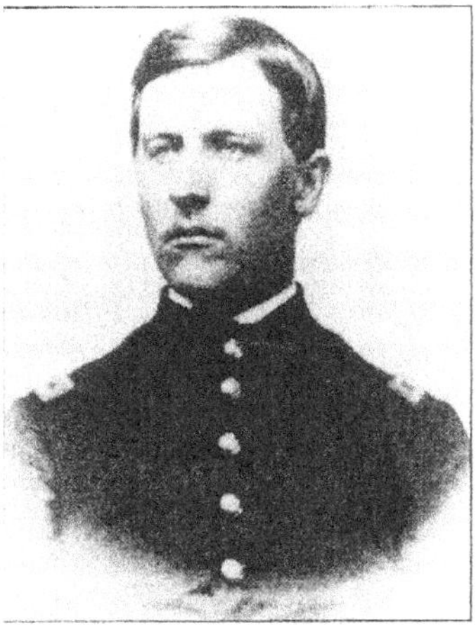

Dr William Merrill (1833-1918)[358].

L'autopsie est effectuée à bord de l'*USS Montauk*, le 27 avril 1865. Elle est réalisée par le médecin général Joseph K. Barnes et le docteur Joseph J. Woodward[359].

Rapport d'autopsie du Dr Barnes au ministre de la Guerre Edwin Stanton[360]:
Monsieur,
J'ai l'honneur de vous faire savoir que, conformément à vos ordres et, assisté du docteur Woodward, Etats-Unis, j'ai effectué aujourd'hui à 14h, une autopsie du corps de J. Wilkes Booth, qui se trouvait à bord du moniteur Montauk près du Navy Yard.
La jambe et le pied gauche étaient enveloppés dans une application d'attelles et de bandages. Après avoir enlevé ceux-ci, on a découvert une fracture du péroné (petit os de la jambe) 7,5 cm au-dessus de l'articulation de la cheville accompagnée d'un nombre considérable d'ecchymoses.

---

358 Cf. MacDonald Tom, communication personnelle, Eustis, ME, U.S.A., 2006.
359 Cf. Norton R. J. (b), 2001, pp. 1-4.
360 Cf. Swanson J. L., 2007.

La mort est due à une blessure par balle au niveau de la nuque - la balle ayant pénétré juste derrière le muscle sterno-cléido - 6 cm au-dessus de la clavicule en traversant la jonction inter-vertébrale des 4ème et 5ème vertèbres cervicales - qui a tranché la moelle épinière (sic) et qui a traversé le corps du côté droit du sterno-cléido, 7,5 cm au-dessus de la clavicule.
La paralysie du corps entier a été immédiate et toutes les horreurs de la conscience, lorsque l'on souffre et que l'on approche de la mort, ont dû être présentes à l'esprit de l'assassin durant les deux heures pendant lesquelles il a agonisé.

Dans le même temps, le Dr Woodward écrit son compte-rendu d'autopsie[361]:
Cas JWB : tué le 26 avril 1865 par une balle de pistolet conoïde tiré d'un revolver à une distance de quelques mètres. La balle a perforé la base de la lame droite de la 4ème vertèbre lombaire, la fracturant de manière longitudinale et la séparant d'une fissure de la protubérance spinale. Elle a fracturé du même coup la 5ème vertèbre en passant à travers son pédicule et en impliquant cette protubérance transversale. La balle a traversé ensuite le canal spinal presque horizontalement, mais avec une légère inclinaison vers le bas et vers l'arrière, perforant la moelle épinière que l'on a retrouvé déchirée et ensanglantée (voir spécimen 4087 Section IAMM). La balle a brisé ensuite les bases des 4ème et 5ème lames, propulsé des fragments d'os dans les muscles et est ressortie par le côté gauche de la nuque, pratiquement à l'opposé de l'endroit par lequel elle était entrée. Les 2ème et 3ème nerfs cervicaux n'ont pas été touchés. Ces faits ont été établis durant l'autopsie réalisée le 27 avril. A l'instant même où il a été blessé, le sujet a été victime d'une paralysie générale. Les nerfs phréniques ont continué à assurer leur fonction, mais la respiration est devenue évidemment diaphragmatique, pénible et lente. Le sujet ne pouvait plus déglutir et il a tenté à une ou deux reprises d'articuler un mot, mais cela a été inintelligible. La mort, par asphyxie, est survenue deux heures environ après le coup de feu.

---

[361] Cf. Norton R. J. (b), 2001, pp. 1-4.

La plupart des historiens s'accordent à dire que Booth serait mort dans la ferme de Garett, ce 26 avril 1865. Mais, en raison du mystère qui a entouré l'autopsie et l'inhumation du meurtrier, de nombreux autres pensent qu'il n'est pas mort ce jour-là, que ce serait une autre personne qui aurait été tuée. Ils pensent également que l'Etat serait parfaitement au courant, mais pour dissimuler son erreur, ce dernier aurait fait le silence là-dessus.
En fait, la controverse est née au moment du procès des conjurés. Elle s'est accentuée en 1867, au moment du procès de John Suratt, mais la rumeur s'est arrêtée d'elle-même[362].
En 1869, le corps du meurtrier est exhumé[363]. Lors de l'autopsie, un dentiste aurait reconnu son travail. S'agit-il du Dr Merrill ? Le rapport n'en fait pas état. De son côté, Edwin Booth décide d'aller en personne examiner la tête de son frère. En arrivant, Frank Oakes Rose, un acteur présent dans la salle et ami de Booth du temps où ils jouaient ensembles dans la compagnie du Théâtre Ford, entend celui-ci dire : « *Je peux identifier mon frère, John Wilkes Booth, qui a une dent obturée avec de l'or sur la mâchoire de droite, proche de la canine*[364]. »
En 1890, un article dans le *National Tribune* rend compte que la famille Booth a décidé à l'époque, d'envoyer un dentiste de Baltimore pour identifier formellement le corps. Ce qu'il a fait. Son nom n'est pas cité[365].
Au printemps 1898, il y a bien quelques articles dans des journaux qui mentionnent la probabilité que Booth soit parti en Amérique du Sud, mais rien de plus.
C'est en 1903 que la question de savoir si Booth était toujours vivant s'est de nouveau posée.
Le 13 janvier 1903, un homme à Enid dans l'Oklahoma, du nom de David E. George, meurt. Avant de mourir, l'homme en question confesse qu'il est John Wilkes Booth.
Aussitôt, les journalistes s'interrogent. En effet, George aimait Shakespeare tout comme l'assassin et le déclamait publiquement. De plus, il meurt à l'âge présumé de l'acteur, soit

---

[362] Cf. Brown R. J., « The postmortem career of John Wilkes Booth », in *www.historybuff.com*, non daté, pp. 1-3.
[363] Cf. Riaud Xavier, 2007.
[364] Cf. Hyson John Jr & Kauffman Michael, 1999, pp. 122-125.
[365] Cf. Hyson John Jr & Kauffman Michael, 1999, pp. 122-125.

soixante-trois ans et il présente une jambe droite fracturée juste au-dessus de la cheville des années auparavant.
Dans le doute, les restes de George sont embaumés au Penniman Undertaking Rooms dans l'attente qu'une certitude soit obtenue sur son identité. Après avoir été momifié, le corps reste de nombreux mois chez le croque-mort jusqu'à ce que Finis L. Bates, un juriste de Memphis, l'achète[366].
Après examen en 1869, les dires d'Edwin Booth s'avèrent confirmés. Lorsque la polémique éclate en 1903, Oakes rapporte[367] : *« Qu'il n'a entendu personne émettre le moindre doute quant à la complète identification du corps. »* De même, dans l'*Alexandria Gazette* du 8 juin 1903, le fils de Richard Garett atteste avoir vu le corps de Booth.
En fait, cette momie ne serait pas moins qu'une arnaque. En effet, Bates aurait été ami, dans les années 1870, avec un certain John St Helen qui disait être Booth. Lorsqu'il apprend, en 1903, le décès de George, Bates décide de se rendre à Enid pour voir si St Helen et George sont une seule et même personne. A son arrivée, le juriste reconnaît son ancien ami sans aucun doute possible. Il achète la momie et pense avoir fait une affaire juteuse puisqu'il l'expose au public contre monnaies sonnantes et trébuchantes[368].
Malheureusement, la controverse, elle, se poursuit.
Il semble que cette momie ait connu une certaine malédiction. De même que Toutankhamon, de nombreuses personnes qui l'ont approchée ont trouvé la mort dans des conditions mystérieuses, jusqu'à son propriétaire qui décède seul et désargenté.
En 1931, la momie subit une batterie d'examens diligentés par une équipe médicale et de spécialistes en criminalistique à Chicago. Elle est notamment passée aux rayons X. Tout concorde : la jambe brisée, la cicatrice sur le cou… L'équipe est vite convaincue d'avoir en fait le corps de Booth entre les mains, mais elle souffre d'un cruel manque de publicité autour de sa trouvaille. Bien que quelques articles soient parus, il n'en demeure pas moins que cet événement est passé sous silence.

---

[366] Cf. Brown R. J., non daté, pp. 1-3.
[367] Cf. Hyson John Jr & Kauffman Michael, 1999, pp. 122-125.
[368] Cf. Norton R. J. (c), 2001, pp. 1-4.

En 1932, le Dr Louis Warren, directeur de la Lincoln Historical Research Foundation à Fort Wayne dans l'Indiana, publie un article dans le *Lincoln Lore*, appelé depuis « Le rapport Warren », dont la conclusion est sans équivoque sur l'identification du meurtrier[369]. Il déclare : *« Un dentiste bien connu de Washington, le Dr Merrill, a effectué deux obturations en or sur deux dents de Booth quelques jours avant l'assassinat de Lincoln. Le Dr Merrill s'est souvenu de ce qu'il avait fait dans la bouche de l'acteur et a été appelé à identifier son travail. Il a formellement reconnu les deux obturations. »*
En 1937, la momie est rachetée 100 000 $ par la famille Harkin qui la conserve jusqu'en 1942[370]. De même que Bates, les Harkin rentabilisent leur achat en lui faisant faire un circuit d'expositions dont l'entrée est évidemment payante. Les restes du présumé Booth deviennent une animation de foires extrêmement intéressante sur le plan financier.
La controverse se poursuit jusqu'en 1992-1996. A partir de 1992, deux historiens, Nathaniel Orlowek et le Dr Arthur Ben Chitty, demandent une nouvelle exhumation du corps pour identification[371]. Soutenus par 22 membres de la famille de Booth et une pétition qu'ils ont fait signer, ils entreprennent une démarche juridique au Baltimore Circuit Court qui est annoncée publiquement dans le *New York Times* du 25 octobre 1994. En 1995, après cinq jours d'audition, le juge Joseph Kaplan estime que les différents éléments présentés ne justifient pas pareille démarche. En 1996, un appel est déposé à la Cour du Maryland.

Lewis Thornton Powell naît en 1844, à Randolph County, en Alabama[372]. Powell est le nom qu'il tient de ses parents. Son père s'appelle George Cader Powell. Lewis est élevé selon les préceptes baptistes. Son père est son maître d'école. A 12 ans, alors qu'il joue avec un mulet, celui-ci, agacé, le frappe avec ses sabots. Le garçon perd une molaire et sa mâchoire est fracturée. Lors de son procès, le personnel médical constate que la

---

369 Cf. Hyson John Jr & Kauffman Michael, 1999, pp. 122-125.
370 Cf. Brown R. J., non daté, pp. 1-3.
371 Cf. Hyson John Jr & Kauffman Michael, 1999, pp. 122-125.
372 Cf. Norton R. J. (d), « Lewis Paine », in *Abraham Lincoln Research Site*, http://members.aol.com/RVSNorton, 2001, pp. 1-5.

blessure localisée à gauche a rendu ce côté nettement plus marqué et prononcé que le droit. A 15 ans, le garçon arrive avec sa famille en Floride.
En 1861, à l'âge de 17 ans, il s'engage dans l'armée confédérée et rejoint la compagnie I du 2nd régiment d'infanterie. C'est à Richmond, alors qu'il y stationne, que Lewis rencontre John Wilkes Booth en représentation théâtrale. Une amitié entre les deux hommes voit aussitôt le jour.
Le 2 juillet 1863, il est grièvement blessé et capturé à la bataille de Gettysburg. Il est transféré en septembre au United States Army Hospital de Baltimore dans le Maryland. Une semaine après son arrivée, Powell s'évade. Il franchit les lignes adverses à Alexandria, en Virginie et part à la recherche de son régiment. Très vite, il comprend qu'il est plus aisé de voyager à cheval qu'à pied. Aussi, décide-t-il de s'enrôler dans la compagnie B du 43ème bataillon des Rangers de Mosby. Le jeune homme se fait une excellente réputation tout le temps où il sert dans cette armée. Il est perçu comme un homme *« généreux, chevaleresque et galant »*. A la fin 1864, il est recruté par les services secrets confédérés. Il franchit le front à Alexandria pour gagner Baltimore. Hélas, il est à nouveau arrêté. Il est sous le coup d'une accusation d'espionnage. Il est relâché faute de témoins, mais doit signer un serment d'allégeance, le 13 janvier 1865. C'est là qu'il donne le nom de Lewis Paine en souvenir de la famille Payne avec qui il a chevauché sous les ordres de Mosby. C'est à ce moment, séjournant à Baltimore, qu'il rencontre les autres membres de la conjuration fin février 1865, à la maison de Mary Surratt, une complice[373].
Le 15 mars 1865, Paine rencontre de nuit, Booth et les autres membres de la conspiration fomentée contre Abraham Lincoln, au restaurant Gautier sur Pennsylvania Avenue. Le 17, un plan visant à kidnapper le Président est mis au point. Ce projet tombe à l'eau, ce dernier ne se rendant pas à l'endroit prévu pour cela.
Dans la journée du 14 avril 1865, les conspirateurs se réunissent une dernière fois. Paine apprend qu'il doit tuer Seward, le secrétaire d'Etat.

[373] Cf. Norton R. J. (d), 2011, pp. 1-5.

Le même jour, simultanément à l'assassinat de Lincoln, à 22h00, Lewis Paine parvient à entrer dans la maison du secrétaire d'Etat, en faisant croire au majordome qu'il a des médicaments de la part du Dr Verdi, médecin traitant de Seward. Il blesse grièvement le fils, mais son fusil s'enraye. Il sort son couteau et taillade à plusieurs reprises le secrétaire d'Etat. Il ne parvient pas à le tuer. Lewis s'enfuit et erre dans les bois pendant trois jours[374]. C'est le 17 avril qu'il est arrêté dans la maison de Mary Surratt. Très vite, il est reconnu par le maître d'hôtel de Seward.

Au cours du procès de la conspiration qui s'ensuit, Paine est reconnu coupable et est condamné à mort. Le 7 juillet 1865, il est pendu.

Il est enterré à Washington successivement dans deux cimetières : tout d'abord dans le cimetière de Graceland, puis celui de Holmstead[375]. En 1871, sa famille réclame ses restes. Il est inhumé dans la ferme familiale. En 1879, le cercueil est placé à côté de celui de sa mère au cimetière Geneva en Floride. A ce moment, lors du transit, une découverte est faite : la dépouille est dépourvue de sa tête. Le fossoyeur du cimetière de la capitale s'en est emparé en 1869, lors du passage des restes du criminel d'un cimetière à l'autre.

Ce crâne parfaitement identifiable suite aux conséquences de l'accident de Paine à l'âge de 12 ans, est devenu le n° 2 244 au musée médical de l'armée créé sur les ruines du Théâtre Ford[376]. C'est en se référant aux minutes du procès qu'il est indiscutablement reconnu. En mai 1898, ce crâne est remis au département d'anthropologie du Smithsonian Institute où il est resté jusqu'en 1992, date où il a été redécouvert. Il portait la mention suivante : *« Crâne de Payne pendu à Washington D.C., en 1865, pour sa tentative d'assassinat contre le secrétaire d'Etat William H. Seward »*. Malgré cela, il doit être à nouveau authentifié. Et il l'a été de la même manière que la première fois. L'Institut décide alors de le rendre à sa proche famille qui

---

[374] Cf. Norton R. J. (c), 2001, pp. 1-4.

[375] Cf. Riaud Xavier, 2007.

[376] Cf. Ownsbey Betty, *Alias « Paine » Lewis Thornton Powell, the Mystery Man of the Lincoln Conspiracy*, Mac Farland Co & Inc. Publishing, Jefferson, North Carolina, U.S.A., 1993.

l'enterre avec les restes ensevelis près de sa mère en Floride, en novembre 1994.

***

Le 5 avril 1865, le secrétaire d'Etat William Henry Seward (1801-1872) est blessé dans un accident de transport[377]. En plus d'un bras droit fracturé, de contusions à la tête et au visage, et de commotions, il se fracture les deux côtés de la mâchoire inférieure au niveau des prémolaires. Les chirurgiens essayent de maintenir sa mâchoire en place à l'aide de bandages et de ligatures des dents. Le malade peut à peine parler et souffre en permanence.

Neuf jours plus tard, le 14 avril 1865, simultanément à l'assassinat de Lincoln, à 22h00, Lewis Payne, un des membres de la conjuration, entre par effraction dans la maison de Seward. Son fusil s'enraye. Il sort son couteau et taillade à plusieurs reprises le secrétaire d'Etat. Il ne parvient pas à le tuer. Pourtant, la joue droite et la nuque sont très marquées. La joue pend sur la mâchoire inférieure, découvrant l'intérieur de sa bouche. Il saigne beaucoup. Le médecin de famille, le Dr Verdi, parvient à arrêter l'hémorragie en comprimant la plaie, en appliquant de la glace et en réalisant des sutures des blessures. Le Dr Gunning est appelé en urgence depuis son cabinet dentaire de New York. Il soigne les plaies de Seward. Le côté droit de sa fracture mandibulaire ne récupère jamais et Seward conserve une fausse articulation à cet endroit, jusqu'à la fin de sa vie[378].

Tous les portraits ou photographies de l'homme d'Etat, qui poursuit ses fonctions sous Andrew Johnson (1808-1875), successeur de Lincoln, malgré ses blessures, et qui a finalisé l'achat de l'Alaska par les Etats-Unis et des Iles Midway, sont dès lors de profil gauche, une large cicatrice agrémentant son sourire.

---

377 Cf. Bollet Alfred Jay, 2002, p. 183.
En avril 1865, apprenant l'accident du secrétaire d'Etat Seward, le Dr Burton, dentiste sudiste, écrit au général de brigade Joseph K. Barnes, chirurgien général des Etats-Unis, pour lui signaler l'existence de l'attelle du Dr Bean. Le bureau du chirurgien général lui répond alors qu'une attelle similaire a été conçue par le Dr Thomas B. Gunning de New York (Cf. Hyson John Jr & Foley Gardner, 1997, p. 80).

378 Cf. Bollet Alfred Jay, 2002, p. 183.

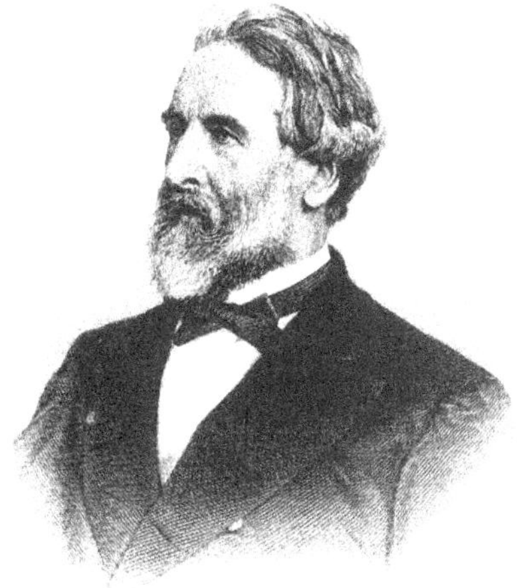

Thomas Brian Gunning (1813-1899)[379].

Si James Baxter Bean se réclame l'inventeur de son attelle en vulcanite, bien qu'ayant publié de nombreux articles après la guerre, il n'en écrit aucun sur sa découverte. Au contraire, Gunning, qui répare des fractures des maxillaires depuis 1840, publie une série d'articles décrivant sa création en 1868, dans l'*American Journal of Dental Science*[380]. Malgré tout, les travaux de Bean sont retrouvés parfaitement documentés dans les archives militaires de la Confédération.

---

[379] Courtesy of Department of Special Collections, The Joseph Regenstein Library, University of Chicago, 2012.

[380] Cf. Gunning T. B., « Treatment of fracture of the lower jaw by inter dental splints - part I », in *Am. J. Dent. Sc.*, 1868; 2: 53-65.

Cf. Gunning T. B., « Treatment of fracture of the lower jaw by inter dental splints - part II », in *Am. J. Dent. Sc.*, 1868; 2: 106-120.

Cf. Gunning T. B., « Treatment of fracture of the lower jaw by inter dental splints - part III », in *Am. J. Dent. Sc.*, 1868; 2: 214-220.

Brièvement, la dentisterie d'après-guerre...

La guerre n'altère en rien les institutions créées avant. Ainsi, les écoles dentaires poursuivent une activité de formation exponentielle. D'autres voient le jour, comme le Collège dentaire de New York qui ouvre ses portes en 1867.
La Southern Dental Association est fondée en 1869, les dentistes du sud ayant quitté la National Dental Association en 1861. La société sudiste ne rejoint cette dernière qu'en 1897.
Une guerre est souvent source d'innovations technologiques, en ce qui concerne la médecine tout du moins. Ce conflit n'échappe pas à la règle puisque la chirurgie maxillo-faciale y a fait des progrès considérables en développant l'usage de la photographie notamment. Les dentistes en ont été des acteurs de tout premier plan. Les techniques et protocoles originaux qui y ont été développés constituent la genèse de ceux qui seront employés au cours de la Première Guerre mondiale.
Tous les dentistes précédemment énoncés jouent un rôle prépondérant dans l'évolution de la chirurgie dentaire d'après-guerre. Ils contribuent tous à sa pérennité en perfectionnant leur art ou en inventant divers protocoles, ou instruments, sans omettre l'action fondamentale de Thomas Evans au sein de la Commission sanitaire américaine. Les manufactures dentaires, comme celle de S. S. White, connaissent par ailleurs une progression remarquable.
Robert T. Freeman est le premier dentiste noir à être diplômé d'une école dentaire américaine en 1869, ce qui laisse entendre une évolution des mentalités indiscutable. Il fait ses études à la toute nouvelle école dentaire d'Harvard ouverte en 1867.
En 1901, devant l'Association dentaire américaine, le Dr John Sayre Marshall, fondateur du service dentaire de l'US Army, affirme : *« Un soldat qui souffre des dents ne peut pas conserver longtemps son état général en bonne santé. Des désordres digestifs surviennent qui le rendent inapte au combat*

et font de lui, une menace pour ses camarades. Le devoir de tout dentiste américain est de réhabiliter sa bouche afin de lui permettre de retrouver un état général satisfaisant et de retourner au front le plus rapidement possible pour servir son pays. » Le 11 février 1901, John S. Marshall devient officier supérieur et est le premier dentiste sous contrat de l'armée. Le 20 avril 1906, Léonie von Meusebach-Zasch est la première femme dentiste à travailler pour l'armée. Le 3 mars 1911, le service dentaire de l'armée américaine est officiellement établi[381].

Les innovations techniques succèdent les unes aux autres, à une vitesse fulgurante. En voici quelques exemples notoires. En 1887, Angle met au point son système orthodontique. Black décrit les cavités qui portent son nom, en 1891. Le même publie une série d'articles sur les amalgames dentaires de 1895 à 1897. Wilkerson invente un fauteuil dentaire en 1877, qui lui confère une notoriété internationale[382]. Après que Goodyear ait déposé un brevet pour son procédé de caoutchouc vulcanisé en 1851, l'usage des gants en caoutchouc, qui connaît ses détracteurs, se banalise sur la fin du XIXème siècle[383]. La digue dentaire en caoutchouc est inventée par Barnum en 1864. Cette année-là, G. A. Bonwill décrit l'articulé anatomique. En 1870, Morrison fabrique le premier tour dentaire, puis en 1872, il met au point son fameux fauteuil dentaire. La carie dentaire est dépeinte par Miller en 1890[384].

Bref, c'est une profession en plein essor, tant sur la qualité que sur la quantité, qui poursuit sa route après la Guerre de Sécession. Evidemment, bien d'autres exemples pourraient être donnés, mais ceux-là m'ont semblé suffisamment éloquents pour montrer que la guerre n'a enrayé en rien la progression vers l'avant de cette profession médicale.

---

[381] Cf. King John, 2002.

[382] Cf. Zimmer Marguerite, « Petite histoire de l'Art Dentaire: des origines à nos jours - Avant 1900 », in *Actes de la SFHAD*, http://www.bium.univ-paris5.fr, sans date, pp. 1-2.

[383] Cf. Germain Michel, *L'épopée des gants chirurgicaux*, L'Harmattan (éd.), Collection Médecine à travers les siècles, Paris, 2012.

[384] Cf. Zimmer Marguerite, « Petite histoire de l'Art Dentaire: des origines à nos jours - Avant 1900 », in *Actes de la SFHAD*, http://www.bium.univ-paris5.fr, sans date, pp. 1-2.

Identifications dentaires après le conflit

Le H.L. Hunley est un sous-marin confédéré coulé en 1864, au cours du blocus de Charleston, pendant la guerre de Sécession. Il est le premier à avoir détruit un navire adverse lors de son unique sortie. Ce jour-là, il est piloté par 8 servants tous morts pendant le naufrage. Ce vaisseau est renfloué en 2000. Après l'étude des vestiges, est venue l'investigation médico-légale et, plus spécifiquement, l'identification de ses hommes d'équipage. Celle-ci n'a pu être faite à partir des dents. Toutefois, quelques renseignements ont été ainsi collectés[385].

« Deux hommes seulement ont reçu des soins dentaires : l'un a eu deux amalgames d'argent et une obturation en or, ce marqueur de classe sociale corroborant l'idée de soins effectués dans la bouche d'un jeune et brillant officier, et l'autre a reçu des soins standards. L'état dentaire des autres hommes est pitoyable. Ils ne vont jamais chez le dentiste et laissent leurs dents pourrir. Leurs dents sont tachées par le tabac et portent différentes marques, et encoches révélatrices de leurs métiers, ou habitudes. Ainsi, il y a quatre fumeurs de pipe. L'un d'eux en possède même deux. Celles-ci ont laissé des marques d'usure comme des encoches permettant de garder la pipe à la bouche sans desserrer les dents[386].

D'autres portent des rainures gravées dans l'émail par des aiguilles métalliques, comme celles utilisées par les marins pour réparer voiles et cordages. Ces usures dentaires sont très fréquentes chez les marins de cette époque. Trois des hommes présentent ce type d'anomalies. Le crâne de l'un d'entre eux montre de nombreux stigmates de coups et de chocs, signalant

---

[385] Cf. Hénaff-Madec Rozenn, *Enquête médico-légale sur le naufrage du H. L. Hunley (1864)*, L'Harmattan (éd.), Collection Médecine à travers les siècles, Paris, 2009, pp. 43-44 ; 53-58.

[386] Cf. Hénaff-Madec Rozenn, 2009, pp. 43-44.

une fracture du nez et une fracture du malaire. La déduction s'impose. Ce marin devait être assez bagarreur[387]*. »*

Des reconstructions crânio-faciales sont réalisées. L'analyse isotopique des dents a pour objectif de déterminer la provenance de chacun de ces marins.

« La dent se forme selon une chronologie connue. L'émail en formation fixe des éléments comme le carbone, l'oxygène, l'azote et le strontium sous formes isotopiques différentes. Ce sont l'eau et les aliments qui apportent ces constituants. Ainsi, selon l'origine géographique et le régime alimentaire, les isotopes sont présents à des concentrations différentes.

Ce sont les travaux de Hall (1967) sur la concentration en ^{13}C (isotope lourd, mais stable du carbone ^{12}C) dans le maïs, puis ceux de Smith et Epstein (1971) sur les différents types de photosynthèse C3 et C4, et, enfin, ceux majeurs, de De Niro et Epstein (1978-1981) qui démontrent que les rapports isotopiques du carbone $^{13}C/^{12}C$ et de l'azote $^{15}N/^{14}N$ sont intimement liés au régime alimentaire. Ces études marquent le début de l'utilisation des isotopes stables en archéologie et en paléoanthropologie[388]*. »*

« Le collagène ne constitue pas le seul support des analyses isotopiques. La fraction minérale des os et des dents (carbonate et phosphate) est aussi le siège d'analyses. En effet, cette fraction minérale reflète l'alimentation dans sa totalité, au contraire du collagène qui ne signe que la présence des protéines. La fraction minérale contient également des isotopes d'oxygène ^{18}O et de strontium ^{87}Sr, éléments liés au contexte géographique.

La phase minérale forme 70% de l'os et de la dentine, et 97% de l'émail qui est essentiellement constitué d'hydroxyapatite carbonatée (bioapatite). La composante organique est composée à 90% de collagène en majorité de type I. La dentine est elle-même constituée de collagène de type I[389]*. »*

« Lors de la croissance ou du renouvellement des cellules osseuses, il y a une action du couple ostéoblastes/ostéoclastes,

[387] Cf. Hénaff-Madec Rozenn, 2009, pp. 53-58.

[388] Cf. Hénaff-Madec Rozenn, 2009, pp. 53-58.

[389] Cf. Hénaff-Madec Rozenn, 2009, pp. 43-44 ; 53-58.

soumise à de nombreux facteurs hormonaux et locaux. Mais, alors que l'os est en perpétuel renouvellement, la dentine et l'émail une fois mâtures ne subissent plus aucune modification de leur composition chimique. Le collagène dentaire contient donc des signaux contemporains du moment de sa formation. Il semble que le collagène osseux puisse refléter les dix dernières années de la vie de l'individu. De plus, les signaux isotopiques sont variables d'un échantillon d'os à un autre, car soumis aux variations de son renouvellement[390]*. »*

En conclusion de son étude, la Dr Rozenn Hénaff-Madec affirme que : *« Dans le cas des échantillons prélevés au niveau des molaires des hommes du Hunley, il apparaît que pour quatre d'entre eux, les résultats des analyses montrent un régime à base de blé, de seigle et d'orge, et cela, dès la petite enfance. Ces hommes seraient donc nés en Europe. Parmi ces quatre personnes, deux d'entre eux vivaient aux Etats-Unis depuis relativement longtemps, car les analyses isotopiques réalisées montrent des résultats très proches de ceux qui sont nés et qui vivaient alors en Amérique du Nord. Dans les quatre autres cas, les marins ont grandi en ayant une alimentation basée sur le maïs et sur d'autres plantes du même groupe. Ce type de régime étant celui de base des Américains de cette époque, ils seraient donc nés dans le Nouveau Monde*[391]*. »*

***

William Quantrill (1837-1865) a laissé une trace indélébile dans l'histoire américaine. Elle est celle d'un homme sanguinaire[392]. Durant la guerre de Sécession, il rejoint l'armée confédérée. Quand sa défaite est consommée, il n'accepte pas de rendre les armes et décide de former une bande afin de mener des actions de guérillas. Sa violence est si écoeurante qu'il parvient à heurter les Sudistes eux-mêmes. Sous couvert de représailles, ses hommes pillent et exécutent sommairement des civils innocents. Ils détruisent des villages entiers, parfois même, des villages censés être sympathisants. En 1863, son raid sur la ville de Lawrence les voit tuer 150 hommes après avoir démoli la

---

[390] Cf. Hénaff-Madec Rozenn, 2009, pp. 53-58.

[391] Cf. Hénaff-Madec Rozenn, 2009, pp. 53-58.

[392] Cf. http://www.tombes-sepultures.com, *Quantrill William Clarke (1837-1865)*, 2011, pp. 1-2.

ville. Sa bande comprend de nombreux bandits célèbres venus y faire leurs armes : Jesse et Frank James, les frères Younger. Au bout de quatre années de traque, Quantrill, avec ce qui lui reste d'hommes, est acculé dans une grange par une armée de l'Union. Alors qu'il essaie de s'échapper, il est blessé par une balle qui le laisse paralysé. Il est convoyé jusqu'à l'hôpital militaire de Louisville dans le Kentucky, puis dans un hôpital catholique, où il décède un mois après. Il a alors 27 ans[393].
Sa réputation de criminel est encore vivace de nos jours.
A la demande de Quantrill, il est enterré dans le cimetière St John, mais le prêtre a fait en sorte qu'elle soit anonyme, afin de la protéger d'éventuels vandales[394].
Vingt ans après, sa mère se voit refuser le transfert du cercueil. Elle obtient malgré tout le droit de voir le corps. Après que le tombeau a été ouvert, accompagnée d'un proche, elle identifie formellement son fils grâce à une particularité dentaire. Elle attend la nuit et dérobe les restes du bandit pour les enterrer dans le cimetière familial de Dover (4ème rue).
En cachette, l'ami de William substitue le crâne et divers ossements pour les remettre en 1972, à la Société historique du Kansas, qui les confie à son tour au Club des fils des vétérans confédérés. Le 24 octobre 1992, ses restes sont inhumés avec tous les honneurs militaires, dans le cimetière de la maison de retraite des Confédérés d'Higginsville (Old Confederate Veteran's Home Cemetery). Le 30 octobre de la même année, son crâne, conservé dans un musée de Dover, est finalement enterré dans le cimetière familial de la même ville[395].

---

[393] Cf. http://www.tombes-sepultures.com, 2011, pp. 1-2.
[394] Cf. http://www.tombes-sepultures.com, 2011, pp. 1-2.
[395] Cf. http://www.tombes-sepultures.com, 2011, pp. 1-2.

Conclusion

Si la guerre de Sécession a tout d'abord été l'histoire d'hommes d'un même pays qui se sont entretués pour une cause vraisemblablement condamnée, – celle de l'esclavagisme –, si cette guerre a été le conflit le plus meurtrier que les Etats-Unis aient connu dans leur courte histoire, il n'en demeure pas moins que les dentistes américains y ont apporté leur contribution.

Simples soldats, ils se sont battus et ont jonché de leur sang, le sol de leur mère patrie.
Diversifiant leurs activités, certains ont participé par leur génie inventif au développement d'armes particulièrement meurtrières.
Un autre, par son action diplomatique, a permis d'éviter une internationalisation des combats qui aurait indéniablement changé le cours des événements.
Quelques-uns ont fait don de leur savoir à la cause médicale et ont par leur dévotion, et leur abnégation, su trouver des thérapeutiques révolutionnaires dont les principes sont les fondements de techniques toujours actuelles.
Un autre, par son talent, a caricaturé ses adversaires férocement, tentant ainsi d'influer sur le déroulement du conflit et un dernier enfin a identifié par les dents, le meurtrier qui a assassiné Abraham Lincoln.

Ce travail est un projet qui me tient à cœur. En effet, exaltant ma fièvre de recherches et d'écritures, il a mélangé ma passion pour mon métier avec une passion d'enfance pour les films consacrés à cette triste période. Après la première parution en 2006 et l'affluence de nouveaux éléments, j'ai vite compris qu'il me restait des choses à écrire et que je ne pouvais pas me contenter de ce premier jet.
Alors adolescent, je ne mesurais pas la gravité de ce conflit, saisi d'admiration pour ces hommes aux beaux uniformes bleus

et pour les autres, rebelles dépenaillés en vêtements gris, hagards et à la barbe négligée.

Et puis, au contact des documents, des archives ou même des photos, l'imagination a laissé place à l'effroyable vérité. Celle d'une guerre fratricide où des voisins se sont étripés parce qu'ils n'étaient pas d'accord sur la possession d'autres hommes à la peau noire. C'est bien sûr une vision réductrice des origines de cette guerre, car l'esclavage n'est pas la seule raison de son déclenchement. D'autres, économiques et politiques, en fait extrêmement plus complexes, existent. Et pourtant, le manque de tolérance n'est-il pas souvent un pilier fondateur de racisme ? Egalement, n'est-il pas à la naissance même de la plupart des guerres passées et contemporaines ?

Cela laisse perplexe et amène à réfléchir sur nos obligations envers nos prochains. L'altruisme, la tolérance ou la compréhension ne sont pas que des mots prononcés à des fins de campagnes politiques, mais bien un devoir à mettre jour après jour, en application directement sur le terrain, au contact des autochtones de chacun.

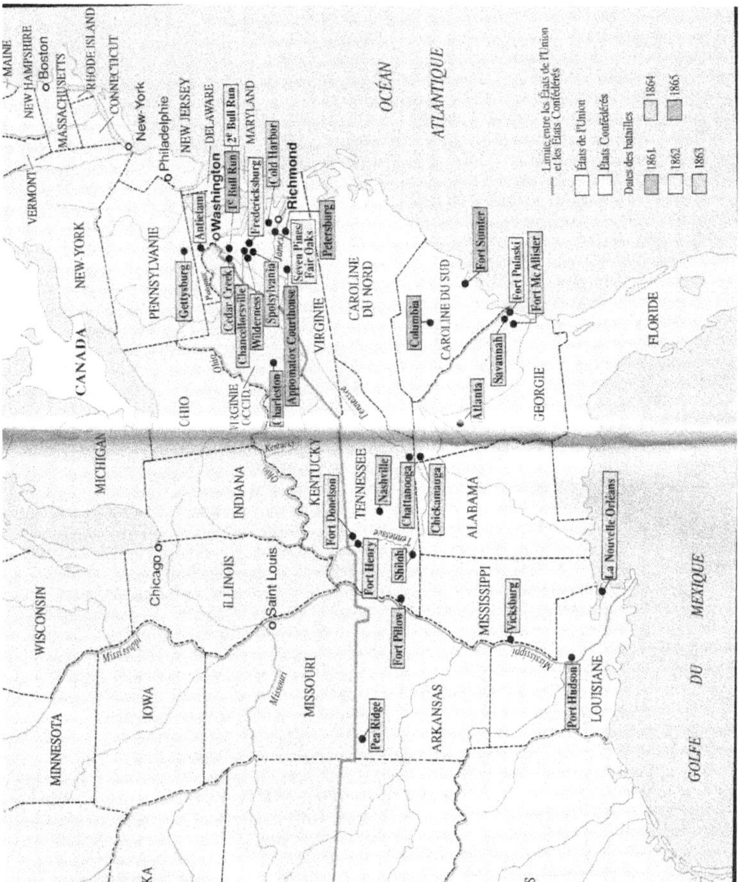

Carte des combats de 1861 à 1865[396].

[396] Cf. Kaspi André, 1992, pp. 82, 83, © Gallimard (éd.).

Postface

Sur le grand nombre de livres traitant de la guerre de Sécession aux Etats-Unis (1861-1865) qui sont publiés chaque année, une très petite quantité étudie l'aspect médical du conflit. Aucun ouvrage n'a jamais été entièrement consacré à la dentisterie durant cette période. Désormais, il existe sur ce sujet, le travail du Dr Xavier Riaud.

Quelle a été l'importance de la santé orale des soldats dans la guerre de Sécession ? Environ 5 230 recrues sont réformées en raison de leur mauvais état bucco-dentaire. Deux incisives, l'une en face de l'autre, sont nécessaires au soldat d'infanterie pour charger son fusil. En effet, les projectiles préemballés ainsi que les sachets de poudre s'ouvrent en les déchirant avec les dents de devant.

Etant donné qu'à cette époque, aucune armée n'est dotée de structure de soins dentaires organisée, il est difficile pour les soldats de garder des dents saines. Aussi, les chirurgiens ou les médecins effectuent-ils des extractions, s'ils en sont capables et s'ils disposent des instruments adéquats. Sinon les soldats du Nord, comme du Sud d'ailleurs, s'en remettent aux dentistes civils pour nettoyer et restaurer les dents, ou, dans un cas extrême, pour les extraire.

Le Dr Riaud explique tout cela remarquablement bien et montre aussi quelle a été la contribution de certains dentistes au déroulement des événements.

Ainsi, le Dr Edward Maynard est un pionnier de la dentisterie. Il lutte pour que soit créé un service dentaire dans l'armée américaine. Il est connu également pour ses inventions de l'amorce, ainsi que de la carabine, qui portent toutes deux son nom. Le Dr Thomas Evans, dentiste personnel de Napoléon III, quant à lui, rencontre Lincoln et certains de ses généraux. Grâce aux témoignages recueillis, il dissuade son illustre patient

français d'intervenir contre le Nord dont la victoire était inéluctable.
Parmi les innovateurs et sur un plan strictement médical, le Dr William Morton, un des pères de l'anesthésie, sauve un nombre important de soldats d'atroces douleurs chirurgicales. De son côté, le Dr James Baxter Bean invente une attelle inter-dentaire, pour traiter les fractures des maxillaires, particulièrement prisée dans les hôpitaux du Sud.
Dans son livre, Xavier Riaud présente toutes ces histoires, et bien d'autres encore. Il apporte un angle d'approche différent, une vision nouvelle et originale de la guerre de Sécession à travers l'étude de la dentisterie, et de la vie des dentistes dans le conflit le plus meurtrier de l'histoire des Etats-Unis.

Qu'il en soit chaleureusement remercié !

Dr Gordon Dammann
Docteur en chirurgie dentaire (DDS)
Directeur du National Museum of Civil War Medicine[397].

Lena, USA, le 27/03/2006.

[397] Musée national de la médecine pendant la guerre de Sécession, Frederick, Maryland, U.S.A.

Repères chronologiques

Batailles	Médecine	Odontologie
		1839 : fondation de la première école dentaire au monde à Baltimore 1840 : création de l'ASDS 1846 : découverte de l'anesthésie par l'éther sulfurique par William T. G. Morton. Fondation du Collège de chirurgie dentaire de Cincinnati dans l'Ohio 1853 : ouverture du Collège de chirurgie dentaire de Philadelphie en Pennsylvanie
1861 : 13 avril : capitulation de Fort		**1861** : séparation de l'Association dentaire du Sud

Sumter 17 avril : la Virginie vote la Sécession. Lincoln lance une mobilisation de troupes pour 90 jours. 19 avril : Lincoln organise le blocus des ports sudistes		et de l'Association dentaire du Nord. 1er article de James Baxter Bean.
	15 mai : le Dr Clement A. Finely est nommé chirurgien général de l'Union. 9 juin : la création d'une Commission sanitaire est approuvée par le ministre de la Guerre. 10 juin : Dorothéa Dix est nommée superintendant des infirmières	
21 juillet : première bataille de Bull Run 27 juillet : Mac Clellan devient commandant de l'armée de		

l'Union, plus tard armée du Potomac. 28 août : les troupes de l'Union capturent Fort Hatteras, Caroline du Nord 6 septembre : les bateaux de guerre fédéraux s'emparent de Paducah, Kentucky 11-16 scptembre : campagne de Cheat Mountain, Virginie de l'Ouest 12-20 septembre : siège de Lexington, Missouri 21 octobre : bataille de Ball's	30 juillet : le Dr Samuel P. Moore est nommé chirurgien général confédéré. 12 août : le Dr Charles Tripler devient directeur médical de l'armée du Potomac	

Bluff, Virginie 1er novembre : Mc Clellan est nommé général en chef 7 novembre : bataille de Port Royal Sound, Caroline du Nord Occupation de Hilton Head Island et de Beaufort, Caroline du Sud Bataille de Belmont, Caroline du Sud (1ère bataille du général Ulysses Grant) **1862** : 6 février : capitulation de Fort Henry, Tennessee, au général Grant 8 février : bataille de Roanoke Island, Caroline du Nord 13-16 février : bataille de Valverde, Nouveau Mexique		

25 février : les troupes fédérales occupent Nash-ville, Tennessee 6-8 mars : ba-taille de Pea Ridge, Arkansas 9 mars : com-bat de l'USS Merrimac avec le Monitor 14 mars : les troupes fédé-rales capturent Newbern, Ca-roline du Nord et New Madrid, Missouri 23 mars : ba-taille de Kems-town, Virginie 26 mars : ba-tailles d'Apache Canyon et Glorietta Pass, Nouveau-Mexi-que 6 avril : début du siège de Yorktown 6-7 avril : ba-taille de Shiloh, Tennessee 25 avril : la Nouvelle-	25 avril : le Dr William A.	

Orléans capitule 3 mai : les Confédérés évacuent Yorktown 5 mai : bataille de Williamsburg, Virginie	Hammond devient chirurgien général fédéral	
25 mai : bataille de Winchester, Virginie	25 mai : le général Stonewall Jackson relâche les chirurgiens de l'Union faits prisonniers en tant que non combattants	
30-31 mai : bataille de Seven Pines Lee prend les commandes des troupes confédérées de Virginie	30 mai : les troupes confédérées du général Beauregard quittent Corinth, Mississipi à cause d'une maladie. Les troupes nordistes en arrivant dans la ville contractent la même maladie	
6 juin : bataille de Memphis, Tennessee		

9 juin : bataille de Port Republic, Virginie 25 juin : campagne de la Péninsule : début de la bataille de 7 jours 26 juin : bataille de Mechanicsville, Virginie 27 juin : bataille de Gaine's Mill, Virginie 29 juin : bataille de Savage's Station, Virginie 30 juin : bataille de White Oak Swamp	1er juillet : le Dr Jonathan Letterman remplace Tripler au poste de directeur médical de l'armée du Potomac	
9 août : bataille de Cedar Mountain, Virginie 26 août : second Bull Run 14 septembre : batailles de		

South Mountain et Crampton's Gap, Maryland 17 septembre : bataille d'Antietam, Maryland 8 octobre : bataille de Perryville, Kentucky 13 décembre : bataille de Fredericksburg, Virginie 31 décembre : combats à Stones River, Tennessee **1863** : 11 janvier : les troupes fédérales capturent Fort Hindman, Arkansas 25 février : le Congrès fédéral vote le Conscription Act 3 avril : *« les émeutes de pain »* à Richmond 17 avril : début des raids du	Fin 1862 – année 1863 : traitement chirurgical du soldat Carlton Burgan par le Dr Gurdon Buck	**1863** : attelle inter-dentaire du Dr James Baxter Bean

colonel Grierson 1-4 mai : bataille de Chancellorsville, Virginie. Stonewall Jackson est blessé 3 mai : Secondes batailles de Fredericksburg, Virginie et de Salem Church, Virginie 10 mai : mort de Stonewall Jackson 12 au 17 mai : campagne de Vicksburg, Mississipi 18 mai : le siège de Vicksburg commence 21 mai : début du siège de Port Hudson, Mississipi 9 juin : charges de cavalerie à Brandy Station, Virginie 14-15 juin : 2ème bataille de		

Winchester, Virginie 1-3 juillet : bataille de Gettysburg 4 juillet : capitulation de Vicksburg, Mississipi 8 juillet : capitulation de Port Hudson, Mississipi 20 septembre : bataille de Chickamauga, Géorgie 27 octobre : abandon du siège de Chattanooga par les soldats confédérés 19 novembre : discours de Lincoln à Gettysburg 23-25 novembre : bataille de Chattanooga, Tennessee 26 novembre : début de la campagne de Mine Run, Virginie 29 novembre :		

attaques confédérées de Fort Saunders à Knoxville, Tennessee		
1864 : 14 février : les Nordistes capturent Meridian, Mississipi 20 février : bataille de Olustee, Floride 24 février : ouverture de la prison sudiste d'Andersonville, Géorgie 9 mars : Grant devient général en chef et prend la direction de l'armée de l'Union		**1864** : assemblée annuelle de la NDA à Niagara Falls, New York. Création du Collège dentaire de Philadelphie. Le Dr Bean traite 40 soldats aux mâchoires fracturées avec son attelle, à Atlanta. 38 dentistes seulement sortent diplômés des écoles dentaires
	11 mars : le Congrès passe une loi qui réorganise les Départements médicaux et crée un corps ambulanciers	
12 mars : début de la campagne de Red River, Louisiane 4 mai : début de la campagne de		

l'armée du Potomac 5-6 mai : bataille de Wilderness, Virginie 7 mai : début de la campagne du général Sherman contre le général Johnston 8-12 mai : bataille de Spotsylvania Court House, Virginie 12 mai : les Confédérés évacuent Dalton, Géorgie 14-15 mai : bataille de Resaca, Géorgie 15 mai : construction d'une prison de garnison à Elmira, New York Bataille de New Market, Virginie 16 mai : combats à Drewry's Bluff, Virginie 18-19 mai : nouveaux		

affrontements à Spotsylvania Court House, Virginie 23-26 mai : bataille de North Anna River, Virginie 31 mai-3 juin : bataille de Cold Harbour, Virginie 14 juin : bataille de Pine Mountain, Géorgie 16-18 juin : début du siège de Petersburg, Virginie 23 juin : siège de Petersburg : combats de Weldon Railroad 27 juin : bataille de Kennesaw Mountain, Géorgie 9 juillet : premiers raids du général Jubal sur Washington bataille de Monocay, Maryland 11 juillet : Early		

est arrêté dans la banlieue de Washington 14 juillet : bataille de Tupelo, Mississipi 17 juillet : Hood prend la direction de l'armée confédérée du Tennessee 20 juillet : bataille de Peachtree Creek, Géorgie 22 juillet : bataille d'Atlanta, Géorgie 28 juillet : bataille de Erza Church, Géorgie 5 août : début de la bataille de Mobile Bay 18 août : fin des échanges de prisonniers		
	22 août : le Dr Joseph K. Barnes est nommé chirurgien général de l'Union	
25 août : bataille de Reams Station, Virginie 31 août : bataille		

de Jonesboro, Géorgie 1er septembre : évacuation d'Atlanta. Arrivée des troupes de Sherman 19 septembre : 3ème bataille de Winchester, Virginie 23 septembre : bataille de Fisher's Hill, Virginie 29 septembre- 2 octobre : batailles de Peebles Farm et Chaffin's Bluff, Virginie 5 octobre : combats à Altoona, Géorgie 9 octobre : combats à Tom's Brook, Virginie 19 octobre : bataille de Cedar Creek, Virginie 23 octobre : bataille de Westport, Missouri 27 octobre :		

combats de Burgess Mill, Virginie 16 novembre : Sherman commence sa « *March to the sea* » 30 novembre: Hood attaque le général Thomas à Franklin, Tennessee 13 décembre : Sherman s'empare de Fort Mc Alister, Géorgie 15-16 décembre : Hood attaque Thomas à Nashville, Tennessee 20 décembre :		1er novembre : guérison du général Anderson traité avec l'attelle du Dr Bean 4 novembre : une circulaire confirme que les opérations dentaires dans le Sud doivent être effectuées par des dentistes de profession

Savannah capitule devant les troupes de Sherman **1865** : 13-15 janvier : chute de Fort Fisher, Caroline du Nord 24 janvier : les échanges de prisonniers recommencent 5-7 février : bataille de Hatcher's Run, Virginie 17 février : les troupes de Sherman mettent à sac la Caroline du Sud. Les Confédérés évacuent Charleston 2 avril : fin du siège de Petersburg. Lee se retire. Richmond est évacuée 9 avril : Lee signe la reddition de son armée à Appomatox		**1865** : le Dr Bean est envoyé dans tous les hôpitaux du Sud pour mettre en application son attelle

12 avril : capitulation de Mobile, Alabama 14 avril : assassinat de Lincoln qui décède le lendemain 26 avril : l'armée du Tennessee capitule devant Sherman près de Durham, Caroline du Nord 4 mai : les troupes du général Taylor capitulent à Citronelle, Alabama 26 mai : l'armée confédérée du Mississipi se rend à la Nouvelle-Orléans		
		1867 : le Collège dentaire de New York est créé 1868 : mort de William T. G. Morton 1870 : mort de

		James Baxter Bean
	1876 : le Dr Gurdon Buck publie son livre *Contributions à la Chirurgie réparatrice*	
		11 février 1901 : le Dr John Sayre Marshall devient officier supérieur et est le premier dentiste sous contrat de l'armée 3 mars 1911 : création officielle du service dentaire de l'armée américaine
	1921 : la chirurgie esthétique est reconnue en tant que spécialité.	

Lexique

American Dental Association (ADA) : Association dentaire américaine

American Journal of Dental Science : Journal américain de la science odontologique

American Society of Dental Surgeons : Société américaine des chirurgiens-dentistes

Baltimore College of Dental Surgery : Collège dentaire de Baltimore (= Ecole dentaire de Baltimore)

Doctor of Dental Surgery (DDS) : docteur en chirurgie dentaire

National Dental Association (NDA) : Association dentaire nationale

National Museum of Civil War Medicine : Musée national de la médecine dans la Guerre de Sécession

Southern Dental Association : Association dentaire sudiste

Bibliographie

Livres :

Adams Georges W., *Doctors in Blue, the Medical History of the Union Army in the Civil War*, Louisiana State University Press, Baton Rouge, 1996.

Annals of Dentistry, 1946; 5-6:55.

Asbells, *Dentistry: A Historical Perspective*, 1988.

Bartholow R., *Manual of instructions for Enlisting and Discharging Soldiers*, J. B. Lippincott & Co, Philadelphia, 1863.

Blanton W. B., *Medicine in Virginia in the Nineteenth Century*, Garett & Massie, Inc., Richmond, 1933.

Bollet Alfred Jay, *Civil War Medicine: Challenges and Triumphs*, Galen Press (ed.), Tucson, Montana, 2002.

Brinton John H., *Personal Memoirs of John H. Brinton, Civil War Surgeon, 1861-1865*, Southern Illinois University Press, Carbondale, 1996.

Buck S., *With the Olds Confeds: Actual Experiences of a Captain in the Line*, Butternut Press, Gaithersburg, 1983.

Bumgarner John R., *The Health of the Presidents: The 41 United States Presidents Through 1993 from a Physician's Point of View*, MacFarland & Company, Jefferson, USA, 1994.

Catton Bruce, *La guerre de Sécession*, Payot (éd.), Paris, 2002.

Chesnut M. B., *A diary from Dixie*, Houghton Mifflin Co, Boston, 1949.

Cunningham H. H., *Doctors in Gray*, Louisiana State University Press, 1986.

Dammann Gordon, *Pictorial Encyclopedia of Civil War Medical Instruments and Equipments*, Pictorial Histories Publishing Company, Missoula, Montana, vol. II, 1988.

Eckert R. L., *John Brown Gordon: Soldier, Southener, American*, Louisiana State University Press, Baton Rouge, 1959.

Edmonson James, *Surgical and dental instruments catalogues from the Civil War era, Snowden & Brother (1860) and John Weiss & son (1863)*, Norman Publishing, San Francisco, 1997.
Evans Thomas W., *Mémoires du Dr Thomas W. Evans*, Plon (éd.), Paris, 1910.
Fleming J. M., *The History of the North Carolina Dental Society: with Biographies of its Founders*, North Carolina Dental Society, Raleigh, 1939.
Foley G. P. H., *Compilation of Civil War veterans who attended the Baltimore College of Dental Surgery*, National Museum of Dentistry Archives, University of Maryland, Baltimore, 1992.
Gary Ralph, *Following Lincoln's Footsteps*, Carroll & Graf, New York, 2001.
Germain Michel, *L'épopée des gants chirurgicaux*, L'Harmattan (éd.), Collection Médecine à travers les siècles, Paris, 2012.
Glenner Richard, Stanley Burns & Davis Audrey, *The American Dentist*, Pictorial Histories Publishing Company, Missoula, Montana, 1996.
Graham Z. B., *On to Gettysburg: Ten Days from my Diary of 1863*, Winn & Hammond, Detroit, 1893.
Hammond W. A., *Treatise on Hygiene with Special Reference to the Military Service*, J. B. Lippincott & Co, 1863.
Hénaff-Madec Rozenn, *Enquête médico-légale sur le naufrage du H. L. Hunley (1864)*, L'Harmattan (éd.), Collection Médecine à travers les siècles, Paris, 2009.
Henderson G. F. R., *Stonewall Jackson and the American Civil War*, Longmans, Green & Co, New York, 1936.
Hotchkiss J., *Make me a map of the valley: the Civil War Journal of Stonewall Jackson's topographer*, Southern Methodist University Press, Dallas, 1973, XXVIII.
Hyson John Jr & Requa De Francisco Margaret, *Dr Josephus Requa Civil War dentist and the Billinghurst-Requa Volley Gun*, Museum Restoration Service, Bloomfield, Canada, 1999.
Hyson John, Whitehorne Joseph & Greenwood John, *A History of Dentistry in the US Army to World War II*, Office of the Surgeon General, Borden Institute, Washington DC, 2008.

Jones L. L., *Dentistry under the stars and bars*, DDS Thesis, Baltimore College of Dental Surgery, Dental School, University of Maryland, 1960.

Kaspi André, *La guerre de Sécession, Les Etats désunis*, Découvertes Gallimard (éd.), Paris, 1992.

Kauffman M., *American Brutus: John Wilkes Booth and the Lincoln Conspiracies*, Random House Inc., New York, USA, 2004.

Kimmel S., *The Mad Booths of Maryland*, Bobbs-Merrill, Indianapolis, U.S.A., 1940.

King John E., *Highlights in the History of the U.S. Army Dentistry*, Office du chef de l'U.S. Army Dental Corps, Virginie, 2002.

Lamendin Henri, *Anecdodontes*, Aventis (éd.), 2002.

Lamendin Henri, *Evans et...? Selon plusieurs auteurs*, Souvenirs (éd.), Guillestre, 2012.

Lind James, *Mémoires sur les fièvres et sur la contagion lus à la Société de médecine d'Edimbourg*, Jean-François Picot (éd.), Montpellier, 1780.

Lind James, *Traité sur le scorbut*, Ganeau (éd.), Paris, 1756.

Massey M. E., *Ersatz in the Confederacy: Shortages and Substitutes on the Southern Homefront*, University of South Carolina Press, Columbia, 1952.

Ordronaux J., *Manual of Instructions for Military Surgeons, on the Examination of Recruits and Discharge of Soldiers*, D. Van Nostrand & Co, New York, 1863.

Ownsbey Betty, *Alias « Paine » Lewis Thornton Powell, the Mystery Man of the Lincoln Conspiracy*, Mac Farland Co & Inc. Publishing, Jefferson, North Carolina, U.S.A., 1993.

Owsley D. W., *Bioarchaeology on a Battlefield: the Abortive Confederate Campaign in New Mexico*, Museum of New Mexico, Office of Archaeological Studies, Santa Fe, 1994.

Regulations for the Medical Department of the Confederate States Army, Ritchie & Dunnavant, Richmond, 1861.

Riaud Xavier, *Pathologie bucco-dentaire dans les camps de l'Allemagne nazie (1941-1945)*, Thèse Doct. Chir. Dent., Nantes, 1997.

Riaud Xavier, *L'influence des dentistes américains pendant la guerre de Sécession (1861-1865)*, L'Harmattan (éd.), Collection Médecine à travers les siècles, Paris, 2006.

Riaud Xavier, *Les dentistes, détectives de l'Histoire*, L'Harmattan (éd.), Collection Médecine à travers les siècles, Paris, 2007.
Sharp Jacob, *A History of the Connecticut State Dental Association (1864-1956)*, The Connecticut State Dental Association (ed.), 1956.
Smith Truman, *An inquiry into the origin of modern anaesthesia*, Brown & Gross, Hartford, 1867.
Sotos John G., *The Physical Lincoln: Finding the Genetic Cause of Abraham Lincoln's Height, Homeliness, Pseudo-Depression, and Imminent Cancer Death*, Mt. Vernon Book Systems, Mt. Vernon, USA, 2008.
Swanson J. L., *Chasse à l'homme*, Albin Michel (éd.), 2007.
Taylor A., *History of Dentistry*, 1922.
Taylor M. W., *The Cry is War: the Civil War Correspondence of Lts Burwell, Thomas Cotton and George Job Huntley, 34th Regiment North Carolina Troops*, Morningside House Inc., Dayton, 1994.
The S. S. White Dental Manufacturing Co., *Dental Cosmos, a Monthly Record of Dental Science*, Philadelphie, Pa, 1859-1936.
US War Department, *The War of the Rebellion: A Compilation of the Official Records of the Union and Confederate Armies*, II, vol. 51, Gouvernment Printing Office, Washington D.C., 1897.
Wilbur Keith C., *Civil War Medicine 1861 – 1865*, The Globe Pequot Press, Guilford, Connecticut, 1998.
Zimmer Marguerite, *Histoire de l'anesthésie*, EDP Sciences, Les Ulis, 2008.

Articles:

Ambler J. G., « History of the manufacture of artificial teeth », in *Trans. Dent. Soc. NY*, 1869, pp. 52-58.
American Journal of Dental Science, n°1, vol. 1, New York, 1839.
Anonyme, « Obituary Dr James E. Garretson », in *Dental Cosmos*, 1895; 37: 977-979.
Anonyme, « New Orleans Dental College », in *Dental Cosmos*, 1861; 2: 558.

Anonyme, « Obituary Dr. Theodore Francis Chupein », in *Dental Cosmos*, 1901; 43: 563.
Anonyme, « Dr J. W. Hunter », in *Dental Cosmos*, 1903; 45: 70.
Barker G. T., in *The Dental Cosmos*, vol. XIX, 1877, pp. 248-254.
Barker G. T., « Proceedings American Dental Convention », in *Dental Cosmos*, 1861; 3: 85.
Bourgeois C., « Des lésions dentaires et buccales dans les formations de l'avant ; leur évolution au cours de la campagne. Amélioration et transformation possible du matériel en usage », in *Congrès dentaire interallié 1914-1917*, G. Villain (éd.), tome II, Paris, 1917, pp. 1179-1184.
Bumgardner E., « Disqualification for military service in the Civil War on account of loss of teeth », in *Dental Cosmos*, 1894; 36: 429.
Burton Leigh W., « Dental Surgery as applied in the Armies of the late Confederate States », in *Am. J. Dent. Sci.*, Aug. 1867; 1: 180-189.
Burton Leigh W., « Dental Notes on the late Civil War », in *Am. J. Dent. Sci.*, Jan 1868; 1: 440-448.
Brown J. P. H., « To our readers », in *Southern Dental Examiner*, 1862; 2: 107.
Brown J. P. H., « Dental surgery in the army », in *Southern Dental Examiner*, 1862; 2: 127.
Brown J. P. H. & Hape S., « Business notice », in *Southern Dental Examiner*, 1861; 1: 152.
Brown J. P. H. & Hape S., « Business notice », in *Southern Dental Examiner*, 1860; 1: 95.
Callahan Kenneth, « A backward glance at Civil War surgery », in *Bull. Cleve. Dent. Soc.*, Dec 1966; 22(2): 14-16 & 21-23.
Catton B., « Asa Smith leaves the war », in *Am. Her.*, 1971; 22 (2): 54-55 & 104-105.
Christen A. G. & Christen J. A., « The Triumph and Tragedy of James Baxter Bean, MD, DDS (1834-1870) », in *J. Hist. Dent.*, March 2003; 51(1): 19-25.
Christen A. G. & Christen A. J., « Adalbert J. Volck (1828-1912): Confederate dentist, artist and Anti-Lincoln Satirist », in *J. Hist. Dent.*, March 2001; 49 (1): 17-23.

Cigrand Bernard J., « Memorial Day and Dental Practitioners », in *Am. Dent. J.*, 1914 May; 11(11): 118-119.
Cigrand B. J., « Abraham Lincoln and dentists », in *Am. Dent. J.*, 1913; 10: 344.
Clark F. Y., « The employment of dentists in the Army and Navy », in *Transactions of the Southern Dental Association*, Wrightson & Co, Cincinnati, 1870.
Colton Gardner Quincey, in *The British Medical Journal*, 1868, pp. 564-565.
Colton Gardner Quincey, in *Dental Cosmos*, vol. V, n° 9, 1864, pp. 490-493.
Colton Gardner Quincey, in *The Dental Register of the West*, vol. XVIII, 1864, pp. 139-142.
Confederate States of America, *Special Orders of the Adjutant and Inspector General's Office, Confederate States, 1864*, n°40, par 26; 93-95 & n°100; par 22, 29: 266, 268.
Conner H. Eugene, « William T. G. Morton and the U.S. Congress », in *ASA Newsletter*, http://www.asahq.org, September 1996; 60 (9): 1-2.
Dammann Gordon, « Some Aspects of Civil War Dentistry », in *Dent. Radiog. Photog.*, 1982; 55(2): 38-42.
Dammann Gordon, « Dental Care during the Civil War », in *Ill. Dent. J.*, Jan-Feb. 1984; 53 (1): 12-17.
Degusheim G. A. & Hurwitz A., « An intimate view of the letheon controversy », in *Surgery*, October 1961; 50 (4): 716-724 (Témoignage d'Elizabeth Whitman Morton).
Deranian Martin H., « Thomas W. Evans: Pennsylvania's dentist to Europe's royalty », in *J. Hist. Dent.*, spring 2006; 54 (1): 17-23.
Ellis G. W., « Proceedings of the American Dental Association », in *Dental Cosmos*, 1864; 6: 65, 69, 70-72.
Ellis G. W., « Proceedings of the American Dental Association », in *Dental Cosmos*, 1863; 5: 76, 91.
Ellis G. W., « Proceedings of the American Dental Convention », in *Dental Cosmos*, 1862; 4: 79-80.
Glenner Richard A. & Willey P., « Dental Filling Materials in the Confederacy », in *J. Hist. Dent.*, Jul 1998; 46(2): 71-75.
Glenner R. A., Willey P., Seldzik P. S., Junger E., « Dental Fillings in Civil War skulls: what do they tell us? », in *J. Am. Dent. Assoc.*, 1996; 127: 1676.

Gunning T. B., « Treatment of fracture of the lower jaw by inter dental splints - part I », in *Am. J. Dent. Sc.*, 1868; 2: 53-65.
Gunning T. B., « Treatment of fracture of the lower jaw by inter dental splints - part II », in *Am. J. Dent. Sc.*, 1868; 2: 106-120.
Gunning T. B., « Treatment of fracture of the lower jaw by inter dental splints - part III », in *Am. J. Dent. Sc.*, 1868; 2: 214-220.
Hine M. K., « The Dental Problems of Abraham Lincoln », in *Bull. Hist. Dent.*, 1974 Jun, 22(1): 1-8.
Hodgkin William N., « Edward Maynard : a progenitor of the United States Army and Navy Dental Corps », in *J. Amer. Dent. Assoc.*, 1941; 28: 1968-1978.
Hodgkin William N., « Dentistry in the Confederacy », in *J. Amer. Dent. Assoc.*, 1955; 50: 647-655.
Hyson John Jr & Whitehorn Joseph, « The Soldier Dentist: Colonel John R. Lewis of the 5th Vermont », in *Bull. Hist. Dent.*, Jul 1995; 43(2): 55-58.
Hyson John Jr & Swanson Ben, « Portrait of a Confederate Secret Agent: Henry A. Parr, D.D.S. », in *J. Hist. Dent.*, 1996 Jul; 44(2): 53-60.
Hyson John Jr & Foley Gardner, « James Baxter Bean : The first military maxillo-facial hospital », in *MSDA Journal*, 1997; 40(2): 77-81.
Hyson John Jr & Davis Audrey, « Basil Manly Wilkerson: Dental Inventor Extraordinaire », in *J. Hist. Dent.*, Jul. 1999; 47(2): 61.
Hyson John Jr & Kauffman Michael, « The Mystery of John Wilkes Booth's Dentist », in *J. Hist. Dent.*, Nov 1999; 47(3): 122-125.
Hyson John Jr & Whitehorn Joseph, « The Amex Cast Aluminium Denture of World War I », in *J. Hist. Dent.*, Jul 2001; 49(2): 1-3.
Iverson Daniel, « The Civil War: three dentists who made a difference », in *J. Hist. Dent.*, 1998 Jul; 46(2):85-88.
Latimer J. S., in *The Dental Cosmos*, vol. V, 1863, pp. 16-17.
Lewis J. R., « Exemptions from military service on account of loss of teeth », in *Dental Cosmos*, 1865; 7: 240.
Macauley J. G., « Dentistry in the Confederate Armies », in *SC. Dent. J.*, 1950; 8: 13.

McCauley H. B., « The first dental college: Emergence of dentistry as an autonomous profession », in *Journal of the history of dentistry*, 2003; 51 (1): 41-45.
McQuillen J. H., « Dentists in military hospital », in *Dental Cosmos*, 1862; 3: 498-499.
McQuillen J. H., « Dentists in the Army and Navy of United States », in *Dental Cosmos*, 1861; 3: 268-269.
Ring Malvin E., « S. S. White, Abraham Lincoln, and the need for dentists in the Union Armies », in *Bull. Hist. Dent.*, 1993 Jul; 41(2): 79-80.
Ring Malvin E., « Founders of a profession: The original subscribers to the first dental journal in the world », in *The Journal of the American College of Dentists*, 2005; 72 (2): 20-25.
Roberts W. B., « Twenty-five days in the Sanitary Commission », in *NY Dent. J.*, 1863; 6: 145-147.
Roberts W. B., « Dentistry in the Army », in *NY Dent. J.*, 1861; 4: 184.
Schwartz Laszlo, « War problems of Dentistry: the South in the Civil War », in *J. Amer. Dent. Assoc.*, 1945; 32: 37-42.
Schwartz L. L., « American dentists: Watkins Leigh Burton (1830-1892) », in *Ann. Dent.*, 1946-1947; 5-6: 54-59.
Steger-Gratz Tina, « Civil War dentistry subject for a retired dentist », in *MDA J.*, Jul/Aug 1998; 70: 363-364.
Stout S. H., « Correspondence », in *Dent. Reg.*, 1869; 23: 162-164.
Taft J., « Dentists in the Army », in *Dental Register of the West*, 1861; 15: 430.
Tebo Heyl, « Oral Surgery in The Confederate Army », in *Bull. Hist. Dent.*, Apr 1976; 24(1): 28-35.
Thomson H., « Prisons and Hospitals », in *The Photographic History of the Civil War*, livre écrit par Miller F., The Review of Reviews Co, New York, 1912.
Walker J. M., « An interesting Supreme Court decision », in *Dental Brief*, 1899; 4: 573.

Sites Internet :
Brown R. J., « The postmortem career of John Wilkes Booth », in *www.historybuff.com*, non daté, pp. 1-3.
http://en.wikipedia.org, *George Franklin Grant*, 2009, p. 1.

http://fr.wikipedia.org, *Thomas W. Evans*, 2012, pp. 1-4.
http://www.answers.com, *Nathan Cooley Keep*, 2006, pp.1-2.
http://www.civilwarguns.com.
http://www.doctorzebra.com, *The Health and Medical History of the President Abraham Lincoln*, 2000-2009, pp. 1-9.
http://www.tombes-sepultures.com, *Quantrill William Clarke (1837-1865)*, 2011, pp. 1-2.
Kling Warren, « The story of Dr Josephus Requa (1833-1910), a dentist, and his Civil War machine gun », in *The Friends of Mount hope Newsletter*, vol. 19, n°4, Rochester, 1999, http://www.lib.rochester.edu, p. 1.
Monier Thibault, « The S. S. White Dental Mfg. Co.: 120 années au service de la chirurgie dentaire », in *Actes de la Société française d'histoire de l'art dentaire*, http://www.bium.univ-paris5.fr, Castéra-Verduzan, 2007, pp. 44-48.
Norton R. J. (a), « John Wilkes Booth », in *Abraham Lincoln Research Site*, http://members.aol.com/RVSNorton, 2001, pp. 1-8.
Norton R. J. (b), « John Wilkes Booth's Autopsy », in *Abraham Lincoln Research Site*, http://members.aol.com/RVSNorton, 2001, pp. 1-4.
Norton R. J. (c), « John Wilkes Booth's final hours and the positive identification of the body », in *Abraham Lincoln Research Site*, http://members.aol.com/RVSNorton, 2001, pp. 1-4.
Norton R. J. (d), « Lewis Paine », in *Abraham Lincoln Research Site*, http://members.aol.com/RVSNorton, 2001, pp. 1-5.
Norton R. J. (e), « Abraham Lincoln Personal Data and Trivia », in *Abraham Lincoln Research Site*, http://members.aol.com/RVSNorton, 2012, pp. 1-12.
Ott Chris, « Freeman, Robert Tanner (1846-1873) », in *http//:www.ada.org*, 2007-2008, p. 1.
Ott Chris, « Grant, George Franklin (1847-1910) », in *http//:www.ada.org*, 2007-2008, p. 1.
Rousseau Claude, « L'aménagement opératoire des dentistes des jeunes Etats américains. L'influence de Pierre Fauchard », in *Actes de la SFHAD*, http://www.bium.univ-paris5.fr, p. 4.

Rousseau Claude, « Le cabinet dentaire de Green Vardiman Black », in *Actes de la SFHAD*, http://www.bium.univ-paris5.fr, pp. 1-8.
Rousseau Claude, « Les cabinets des Drs Charles F. Allan et William B. Finney. Le fauteuil de Wilkerson », in *Actes de la SFHAD*, http://www.bium.univ-paris5.fr, pp. 1, 2.
www.countaway.harvard.edu, Harvard Medical School, Boston, communication personnelle, 2006.
www.general-anaesthesia.com, *« Professor » Gardner Quincey Colton (1814-1898)*, 2006, pp. 1-3.
www.general-anaesthesia.com, *Horace Wells (1815-1848)*, 2006, pp. 1-3.
www.general-anaesthesia.com, *William Morton (1819-1868)*, 2005 & 2006, pp. 1-5.
www.woodlibrarymuseum.org/exhibit.aspx, *Who was first ?*, 2006, p. 1.
Zimmer Marguerite, « La famille Préterre et l'odontologie », in *Actes de la SFHAD*, http://www.bium.univ-paris5.fr, Saint Malo, Juin 1998, p. 6.
Zimmer Marguerite, « Petite histoire de l'Art dentaire: des origines à nos jours - Avant 1900 », in *Actes de la SFHAD*, http://www.bium.univ-paris5.fr, pp. 1-2.

Collections privées :
Dammann Gordon, Lena, U.S.A., 2005.
MacDonald Tom, Eustis, ME, U.S.A., 2006.

Centres d'archives :
American Dental Association, USA, 1995-2012, p. 1, http://www.ada.org.
American Society of Anesthesiologists, communication personnelle, Park Ridge, U. S. A., 2008.
Columbia University, Archives & Specials Collections, A.C. Long Health Sciences Library, U.S.A., 2005.
Department of Special Collections, The Joseph Regenstein Library, University of Chicago, 2012.
Library of Congress, Washington D.C., U.S.A., 2005.
Military Order of the Loyal Legion of the United States, Washington D.C., U.S.A., 2005.

National Archives and Record administration. Record Group 94. C. Smith, medical officer's file. Boîte 532. Entrée 561.
National Archives and Record administration. Compiled Military Service Record. Record Group 94. J. E. R. Patten, 50 NY Engineers.
National Archives and Record administration. Albion P. Howe Papers, May 15, December 31, 1863.
National Archives and Records Administration. Record Group 109. Surgeon General Moore to Surgeon Carrington. June 13, 1864. Letter. Microfilm Publication M 33, roll 42.
National Archives and Records Administration. Collected Record Books of Various Executive, Legislative, and Judicial Offices, 1860-1865. Record Group 109. Vol 364. Letters sent and received, medical director's office, Richmond, Va, 1864-1865. Carrington to various hospital directors. June 14, 1864. Letter. Entry 3.
National Archives and Records Administration. Collected Record Books of Various Executive, Legislative, and Judicial Offices, 1860-1865. Record Group 109. Vol 708. Carrington to McCaw. March 20, 1863. Letter, n° 73 3.
National Archives and Record Administration. Collected Record Books of Various Executive, Legislative, and Justicial Offices, 1860-1865. Record Group 109. Vol 364. Carrington to senior surgeon, Lynchburg hospitals. September 6, 1864. Entry 3.
National Archives and Records Administration. Record Group 109. WWH Thackston, Company D, 3rd Virginia Reserves. Microfilm Publication M 324, roll 400.
National Archives and Records Administration. Record Group 109. W. H. Hoffman, Company M, 16th North Carolina Infantry. Microfilm Publication M 270, roll 244.
National Museum of Dentistry, Baltimore, MD, USA, 2012.
Navy Department Archives, The National Archives, Washington D.C., U.S.A., 2005.
Office of Medical History – Office of the Surgeon General, « Poster of Corps Chiefs, 1901- present », in *http://www.history.amedd.army.mil*, US Army Dental Corps.
Pierre Fauchard Academy, Hall of Fame Inductee, U.S.A., 2012, http://www.fauchard.org, p. 1.

Swank Scott, communication personnelle, conservateur du Dr Samuel D. Harris National Museum of Dentistry, Baltimore, 2008.
The Dr Samuel D. Harris National Museum of Dentistry, Baltimore, U.S.A., 2005.
University of Michigan, Michigan, U.S.A., http://www.hti.umich.edu/d/dentalj/, 2006.
University of Pennsylvania, Collections of the University of Pennsylvania Archives, Philadelphie, U.S.A., 2005.
U.S. Army Military History Institute, Carlisle Barracks, Pennsylvania, U.S.A., 2005.

Remerciements

Ce livre n'aurait pas pu être possible sans la gentillesse d'Ann Lee du National Museum of Civil War Medicine et de son directeur, le Dr Gordon Dammann, qui est devenu un ami.
Je tiens à dire toute ma gratitude au Dr Hubert Ouvrard, ancien président de l'Académie nationale de chirurgie dentaire et ancien président international de la Pierre Fauchard Academy, pour l'honneur qu'il m'a fait d'accepter de préfacer cette 2ème édition d'un livre qui compte beaucoup pour moi et pour le vif intérêt que ce sujet a suscité chez lui.
Je tiens aussi à témoigner de mon amitié et de ma gratitude envers la Dr Françoise Tilotta, qui m'accompagne depuis longtemps dans mon parcours historique, par l'intérêt permanent qu'elle me manifeste.
Je tiens à remercier également le Dr Scott D. Swank, le conservateur du Dr Samuel D. Harris National Museum of Dentistry à Baltimore. Je tiens à affirmer ma reconnaissance à Madame Nancy Miller de l'université de Pennsylvanie ainsi qu'à M. Steve Novak de l'université de Columbia. Les contacts avec la Library of Congress m'ont été également extrêmement bénéfiques.
Je tiens à faire part de ma gratitude à Monsieur Keith Harrison, responsable du Military Order of the Loyal Legion of the United States pour son aide appréciable.
Je tiens à exprimer ma reconnaissance au Dr John Hyson Jr qui, bien que convalescent suite à une grave maladie (2006), a accepté de m'aider et à M. James Gooding du Museum Restoration Service qui s'est donné beaucoup de mal pour nous mettre en relation.
Ma sympathie s'adresse aussi à M. Tom MacDonald pour son soutien. Ma gratitude va à l'université de Chicago pour son aide iconographique.
Je tiens aussi à remercier le Pr Stanley Gelbier de la Lindsay Society for the History of Dentistry (U.K.) qui, sans le savoir,

est à l'origine de ce projet. Sa société publie des articles dans une revue, le *Dental Historian.* A la lecture de l'histoire d'une légende du Far West, Doc Holliday, dentiste de carrière et joueur de poker invétéré, j'ai eu envie d'effectuer, à mon tour, un travail « western ».
Mes remerciements vont au Pr. Simon Berenholc et au Dr Henri Lamendin pour leur bienveillance à mon encontre.
Je n'oublie pas non plus M. Thierry Feral sans l'appui duquel cette collection n'aurait pas vu le jour.
Je tiens à remercier aussi la Bibliothèque universitaire de la Faculté de médecine de Nantes pour m'avoir accompagné dans mes recherches.
Mon amour va évidemment à ma femme et à mes petites filles qui m'accompagnent, chaque jour, dans mes pérégrinations et qui ont compris ma passion pour l'histoire de ces hommes qui ont contribué à ce qu'est la profession dentaire d'aujourd'hui.

Table des matières

Santé et Médecine aux éditions L'Harmattan

DÉJÀ PRESQUE MORT MAIS ENCORE SI TERRIBLEMENT VIVANT
Fabrizi Jacques - Dessins de Jean Rustin
Depuis près de trente ans, l'auteur exerce la médecine générale. Après un cursus universitaire commun, son intérêt s'est porté sur la pratique des soins palliatifs et l'accompagnement des patients en fin de vie. Pourquoi ce choix ? Ce livre tente d'y répondre par une invitation à un singulier voyage, une pérégrination dans les arcanes de son roman familial, au coeur de l'intime.
(20.00 euros, 200 p.) *ISBN : 978-2-296-96198-2*

SAUVER L'ASSURANCE MALADIE
Vesale Jean
Nous sommes tous très attachés à l'assurance maladie, qui associe les grands principes de solidarité et d'humanisme. Cependant, le malaise hospitalier est réel, l'absence de médecins dans certaines zones pose problème, les déficits se creusent. Les contrôles macroéconomiques ont échoué. Ce livre est issu de l'expérience de personnalités ayant exercé la médecine et eu des responsabilités administratives importantes, et qui s'expriment ici à l'écart de toute influence corporatiste ou politique.
(18.00 euros, 180 p.) *ISBN : 978-2-296-96837-0*

ÉPOPÉE (L') DES GANTS CHIRURGICAUX
Germain Michel A.
L'usage du gant chirurgical est devenu aujourd'hui un élément fondamental et incontournable de la chaîne d'hygiène médicale au sein de toutes les structures de soins. Mais son parcours, de 1758 à nos jours, a connu une multitude de pérégrinations et d'aventures. C'est un récit unique en son genre que nous propose ce livre, riche en iconographie et archives de toutes sortes.
(Coll. Médecine à travers les siècles, 22.00 euros, 220 p.)
ISBN : 978-2-296-96692-5

ROMAN DE MADEMOISELLE L EN ATTENDANT LA GREFFE
Robert Laurent
10 ans d'attente, de crainte, d'espoir, de désespoir ; 10 ans d'angoisse, 10 ans d'attente, de larmes ; 10 ans de rires, de cris, de bonheur… 10 ans à attendre l'hypothétique greffe, mais 10 ans d'aventure. La vie est une tragédie. Peu importe la destination finale. L'important est d'accompagner un enfant vers son destin. Que la greffe se fasse, qu'elle réussisse, qu'elle échoue, rien n'a plus d'importance que la vie. Merci Laura pour ces 10 ans de chemin parcouru en commun.
(Coll. Au-delà du Témoignage, 11.50 euros, 90 p.) ISBN : 978-2-296-96946-9

A PROPOS DES PRATIQUES SOIGNANTES...
Qu'est-ce qui se transmet ?
Cahiers de l'IPSA N° 25
Sous la direction d'Alexandre Lévy, Claudine Colombier et Anne-Sophie Delaleu
Où soigner les pratiques, et comment ? De ce qui se transmet, en particulier lors de la formation du futur professionnel soignant, que reste-t-il sur le terrain ? Ce qui se transmet entre acteurs engagés dans les institutions, comment le traduire et l'interpréter ? Quels sont les apports aujourd'hui issus de la psychologie clinique ? Outre la place réservée à l'enseignement, qu'en est-il du ressort de l'expérience ?
(Coll. IPSA ANGERS, 15.50 euros, 152 p.) *ISBN : 978-2-296-96493-8*

FABRIQUE (LA) DES ASSISTÉS
L'action sociale et médicosociale dans la modernité
Boutet-Civalleri Lionel
L'ouvrage vise à inscrire la dynamique interne des institutions d'assistance aux plus démunis dans la logique de la modernité. D'un côté, il y a une amélioration significative des conditions économiques pour l'ensemble de la société, de l'autre on assiste à une incapacité des institutions à résoudre les difficultés des assistés. Une réflexion approfondie sur l'action médicosociale et sur une méthodologie alternative des accompagnements éducatifs.
(Coll. Institut de la Ville et du Développement, 24.00 euros, 230 p.) *ISBN : 978-2-296-96601-7*

RESSENTIMENTS (LES) DE LA SOCIÉTÉ DU TRAVAIL
La couverture maladie universelle (CMU) en quête de légitimité
Leduc Sacha
Un certain nombre de salarié-e-s de l'Assurance maladie doutent du bien-fondé de l'action sociale en matière de santé et pratiquent, pour certain-e-s, des restrictions, voire des refus d'accès au droit à certaines populations. Cet ouvrage revient sur la crise de légitimité d'un dispositif institutionnel d'action sociale, la couverture maladie universelle (CMU), en s'intéressant particulièrement à celles et ceux qui ont été chargés de sa mise en oeuvre.
(Coll. Logiques sociales, 24.00 euros, 236 p.) *ISBN : 978-2-296-96949-0*

L'HARMATTAN, ITALIA
Via Degli Artisti 15; 10124 Torino

L'HARMATTAN HONGRIE
Könyvesbolt ; Kossuth L. u. 14-16
1053 Budapest

ESPACE L'HARMATTAN KINSHASA
Faculté des Sciences sociales,
politiques et administratives
BP243, KIN XI
Université de Kinshasa

L'HARMATTAN CONGO
67, av. E. P. Lumumba
Bât. – Congo Pharmacie (Bib. Nat.)
BP2874 Brazzaville
harmattan.congo@yahoo.fr

L'HARMATTAN GUINÉE
Almamya Rue KA 028, en face du restaurant Le Cèdre
OKB agency BP 3470 Conakry
(00224) 60 20 85 08
harmattanguinee@yahoo.fr

L'HARMATTAN CAMEROUN
BP 11486
Face à la SNI, immeuble Don Bosco
Yaoundé
(00237) 99 76 61 66
harmattancam@yahoo.fr

L'HARMATTAN CÔTE D'IVOIRE
Résidence Karl / cité des arts
Abidjan-Cocody 03 BP 1588 Abidjan 03
(00225) 05 77 87 31
etien_nda@yahoo.fr

L'HARMATTAN MAURITANIE
Espace El Kettab du livre francophone
N° 472 avenue du Palais des Congrès
BP 316 Nouakchott
(00222) 63 25 980

L'HARMATTAN SÉNÉGAL
« Villa Rose », rue de Diourbel X G, Point E
BP 45034 Dakar FANN
(00221) 33 825 98 58 / 77 242 25 08
senharmattan@gmail.com

L'HARMATTAN TOGO
1771, Bd du 13 janvier
BP 414 Lomé
Tél : 00 228 2201792
gerry@taama.net

Achevé d'imprimer par Corlet Numérique - 14110 Condé-sur-Noireau
N° d'Imprimeur : 89972 - Dépôt légal : juillet 2012 - *Imprimé en France*

www.ingramcontent.com/pod-product-compliance
Lightning Source LLC
LaVergne TN
LVHW010919061026
849535LV00007B/2138